国家社会科学基金特别委托项目／北京中医药大学国学院重点项目

阶段性成果

——在北中医——

学中医 悟大道（下）

苟天林 编著

《中医药与中华文明》系列丛书

全国百佳图书出版单位

中国中医药出版社

图书在版编目（CIP）数据

学中医　悟大道．下/苟天林编著．-- 北京：中国中医药出版社，2019.12（2020.3重印）

（《中医药与中华文明》系列丛书）

ISBN 978-7-5132-5613-1

Ⅰ.①学…　Ⅱ.①苟…　Ⅲ.①中医学-研究　Ⅳ.①R2

中国版本图书馆 CIP 数据核字（2019）第 122404 号

中国中医药出版社出版

北京经济技术开发区科创十三街 31 号院二区 8 号楼
邮政编码　100176
传真　010-64405750
三河市同力彩印有限公司印刷
各地新华书店经销

开本 710×1000　1/16　印张 14.25 字数 224 千字
2019 年 12 月第 1 版　2020 年 3 月第 2 次印刷
书号　ISBN 978-7-5132-5613-1

定价　55.00 元
网址　www.cptcm.com

社 长 热 线　010-64405720
购 书 热 线　010-89535836
维 权 打 假　010-64405753

微信服务号　zgzyycbs
微商城网址　https://kdt.im/LIdUGr
官 方 微 博　http://e.weibo.com/cptcm
天猫旗舰店网址　https://zgzyycbs.tmall.com

如有印装质量问题请与本社出版部联系（010-64405510）

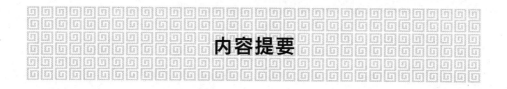

内容提要

　　本书是作者在北京中医药大学学习期间作为访问学者和《中医药与中华文明》课题首席专家，在完成《中医药与中华文明简述》过程中陆续撰写的文稿，是课题的阶段性成果。现将这些文稿集结出版。上册主要是联系中医药学和中医药事业发展的实际，学习习近平总书记关于中华文明和中医药系列论述的体会；下册主要是以习近平新时代中国特色社会主义思想为指导，谈对部分中医药历史人物、经典著作、当代专家和有关问题的思考与认识。

目　录

历史与当代："孙思邈研究"的一些情况 ……………………………… 1

孙思邈与"十大名医" …………………………………………………… 13

孕育·传承创新·当代价值
　　——学习药王孙思邈文化精神笔记 …………………………… 24

对药王孙思邈思维方式的一点认识
　　——学习"行方智圆心小胆大论"的体会 ………………… 35

《黄帝内经》对"人"的认识及意义 ………………………………… 44

温病学的时代启示 ……………………………………………………… 54

儒医的时代使命：人的全面发展 ………………………………… 60

藏医药学在中华文明宝库中的历史地位和作用 ……………… 68

新安医学流派的历史必然和时代贡献 …………………………… 75

对新常态下，老年工作和中医药老年医学的几点认识 …… 81

从玉田"圣人"王清任说起 ………………………………………… 91

读任老《讲座文集》，学任老治学精神 ………………………… 97

《中医十三经》
　　——民族复兴大潮中的瑰宝 ……………………………… 106

"勤求博采，厚德济生"
　　——读唐·孙思邈本《伤寒论》和明·赵开美本《伤寒论》合集
　　感言 …………………………………………………………… 112

求真匡正，继学立新
　　——读钱超尘先生《俞曲园章太炎论中医》 …………… 119

"学为人师，行为世范"
　　——读钱老《中国医史人物考》有感 …………………… 123

八贺钱老八十寿辰 ………………………………………………… 131

学习国医大师王琦老师的治学精神
　　——初读王琦老师学术著作的感受 …………………… 134

中医体质学和中医治未病走向世界，正当其时，正当其位 … 137

明德至善，智圆行方
　　——向国医大师王琦老师学习 ···················· 140

对王琦老师《中医原创思维的方法论研究》课题的几点认识 ········ 143

有感于国医大师王琦教授的家国情怀 ·················· 146

创建中医心质学的重要意义 ······················ 148

生命的驿站、文明的濡养
　　——学习李峰教授《睡眠养生十二讲》有感 ··········· 150

努力攀登"天人相应"的新境界
　　——读王朝阳教授《中医气化结构理论》 ············ 155

岐伯医学思想研讨活动的时代意义 ··················· 160

使命与责任
　　——与新入职的青年老师说说心里话 ·············· 165

中医药信息交流的新机遇 ······················· 174

对 800 年少林药局的感悟 ······················· 179

从《黄帝内经》看气功
　　——在中医气功高峰论坛上的致辞 ··············· 184

初见中医药学与美术
　　——在学校《岐黄密码》壁画揭幕仪式上的致辞 ········· 186

国学与时代
　　——在中成书院"'易道养生、修心开智'大型国学公益论坛"
　　的致辞 ···························· 188

中医药"创造性转化、创新性发展"和意义 ·············· 190

"乡村医师提升工程"
　　——三甲中医院与地方合作的一条成功经验 ··········· 194

中医药事业发展的春天
　　——在"首届海峡两岸中医药名家高峰论坛"上的发言 ······ 197

中医药学与人文科学密不可分
　　——从散文"知识之网"谈起 ················· 204

扣好人生的第一个扣子
　　——与 2014 级新同学谈谈专业选择 ·············· 209

药王故里光明颂 ····························· 219

参考文献 ······························· 220

历史与当代："孙思邈研究"的一些情况①

（2011 年 10 月）

孙思邈是我国隋唐时期伟大的医药学家。他道合古今、意容天地、学通百家，堪称文化巨人；他淳德为人、淡泊名利、崇善豁达，堪称真人圣人；他医术精湛神奇、医德辉映古今、疗效播达万民，六合四方，齐称"药王"，堪称隋唐时期祖国医学集大成者；他的两部《千金方》(《备急千金要方》和《千金翼方》)，泱泱巨著，集天、地、人，医、理、道，病、证、方于一体，被学界、医界公认为"中国最早的医学百科全书"。自唐以后，历朝历代，无论是朝廷达贵，还是地方官员，都以不同方式褒扬、学习孙思邈；一辈又一辈父老乡亲，国内外许多学者、专家、群众都以不同方式研究、朝拜孙思邈。今天，纪念孙思邈，研究、学习孙思邈，继承和弘扬孙思邈的高尚精神、丰厚学识、精湛医术，已成为我们发展祖国医疗卫生事业，弘扬优秀传统文化，建设先进文化的重要组成部分。

孙思邈属于家乡，属于我们民族，更属于人类生命、生存、生产、生活的伟大事业；孙思邈属于历史，更属于今天和未来。

一、有关盛唐典籍对孙思邈的记述和研究

据南京中医药大学干祖望教授考证，孙思邈寿达 141 岁，在盛唐生活的 64 年中，完成了《备急千金要方》《千金翼方》两部鸿篇巨制。其思想、学识、医德、医道、医术炉火纯青。所以，盛唐的典籍大都对孙思邈有高度评价和特殊介绍。

首先，是"唐太宗赐真人颂"碑。此碑为金代始刻，元代复制。颂词为"凿开径路，名魁大医。羽翼三圣，调和四时。降龙伏虎，拯安救危。巍巍堂堂，百代之师"。唐太宗公元 626 年受禅高祖继位，卒于公元 649 年，在

---

① 本文节选自作者 2011 年 10 月出席国家中医药管理局、中国贸促会和陕西省人民政府主办的首届"孙思邈中医药文化节"的发言。

位 23 年。据史料记，对孙思邈有直接接触并有评价的人有独孤信、道宣律师、隋文帝、唐太宗、唐高宗、卢照邻等，其中，唐太宗与孙思邈接触最多，关系最为密切。有四个史实值得注意：一是隋文帝在位时，召见孙思邈，并授国子博士位，但孙思邈不受，还悄悄对人说："后 50 年当有圣人出，吾当助之。"五十年后，唐太宗继位第二年（公元 627 年），孙思邈结束了隐居，搬到长安光德坊鄱阳公主官邸居住，十多年后"辞疾请归"。二是唐太宗的长孙皇后患病，久治无效，经孙思邈诊治后，疗效显著。太宗感激不尽，欲授官爵，孙思邈固辞不受，太宗又授黄金、黄袍，孙思邈亦不受。由此，太宗对孙思邈愈加敬重。三是公元 632～634 年三年，太宗连续到九成宫避暑，每次半年或几个月，都邀孙思邈伴随。四是药王山至今还保留着唐太宗到五台山看望孙思邈的御道、拜真台等遗迹，说明唐太宗在位时与孙思邈的交往从未间断。一个有作为、有见识的皇帝，如此对待一个固不为官，终身行医的民间医生，这在历史上是罕见的，也证明唐太宗对孙思邈的认识很直接、很深入，证明孙思邈在唐太宗心目中的地位很重。现存唐太宗的颂词碑刻于金代，学界存疑，但其内容绝非做作，而是真情真意、很有价值，这个认识是一致的。

其次，是新、旧两部《唐书》的记载。唐代是我国封建社会鼎盛朝代之一，历经 299 年，应该记述的内容浩如烟海。但在新、旧两部《唐书》中，均对孙思邈列了专传。《新唐书》945 字，《旧唐书》1251 字，对孙思邈的生平、思想、行为、贡献都做了全面介绍。这两部传成为后世至今，研究孙思邈的重要基础文献。

第三，是清编《全唐诗》收录的孙思邈的《四言诗》。这是灿若百花的《全唐诗》中，收录的孙思邈唯一一首诗作。诗曰："取金之精，合石之液。列为夫妇，结为魂魄。一体混沌，两精感激。河车覆载，鼎候无忒。烘炉烈火，烘焰翕赫。烟未及黔，焰不假碧。如畜扶桑，若藏霹雳。姹女气索，婴儿声寂。透出两仪，丽于四极。壁立几多，马驰一驿。宛其死矣，适然从革。恶黜善迁，情回性易。紫色内达，赤芒外射。熠若火生，乍疑血滴。号曰生环，退藏于密。雾散五内，川流百脉。骨变金植，颜驻玉泽。阳德乃敷，阴功□积。南宫度名，北斗落籍。"共 38 言，19 句，152 字。这首诗，文字精妙，格律严谨，描述准确生动，全面系统地介绍了古代方士炼丹的全过程。英国学者李约瑟在他撰写的《中国科技史》中感叹，炼丹是孙思邈"偶然发现人类文明史上，爆燃物的第一种制剂"，炼丹的配方即是火药的基本配方。到唐末宋初，人们在孙思邈记述的配方基础上发明了火药，火药的进一步运用成为人类武器史上划时代的革新，孙思邈也成了我国四大发明之一——火药的发明始祖。这首诗，无论从哪个意义，都为我们研究孙思邈提供了第一手资料。

另记：史载，公元641年，文成公主出嫁吐蕃赞普松赞干布，随陪嫁妆有医书七种。在西藏萨迦县萨迦寺大殿，有一长近50米，厚达2米的经书墙，寺庙历史悠久，经书墙亘古未动。据说内地传入的图书大多存放于萨迦寺和拉萨布达拉宫，那时《备急千金要方》已成书10余年，按唐太宗与孙思邈的交往，赠《备急千金要方》极有可能。我在西藏工作时，西藏社科院等相关单位已开始进行萨迦寺经书墙整理的筹备工作。如在今后整理工作中，对孙思邈唐本医著有所发现，那将是医学界的一件大事、盛事。

二、宋、元、明、清对孙思邈的纪念和研究

宋、元、明、清是唐之后，我国封建社会的几个主要历史时期。其中，北宋、南宋历时319年，辽、金、元三朝历时461年，明朝历时276年，清朝历时267年，在千余年历史中，对孙思邈的研究始终是社会生活、文化活动和中医药事业的重要内容。

有两件事在我国古代文化史和医学史上有重要意义。

第一件，北宋时期已实际应用了具有世界意义的三大发明：火药、指南针和活字印刷术。马克思高度评价三大发明是"科学复兴的手段"，是"对精神发展创造的必要前提和最强大的杠杆"。（马克思《机器、自然力和科学的应用》）第二件，北宋朝廷在唐设立尚药局、药监、药园等国家医疗机构的基础上，进一步形成了较为完善的国家医政机构体系，设立了太医院、医官院、御药园、尚药局、惠民局、广惠司等医药机构，特别是于1057年，专设了"校正医书局"，集中了当朝医家林亿，史学家、文学家欧阳修等一批著名学者，收集、整理、刊校历代重要医籍。以上两件事对宋代及元、明、清各代的文化发展、医药卫生事业和对孙思邈的研究工作，发挥了重要的基础性作用。其中，对孙思邈研究主要集中在三个方面。

一是，孙思邈著作的校刊、印刷、传播工作。北宋"校正医书局"成立后10余年，约在1069年前后，陆续刊行了《素问》《针灸甲乙经》《伤寒杂病论》《诸病源候论》《备急千金要方》《千金翼方》等医典。其中，两部

《千金》的字数、所列论、方、药为最多。从史录中可知，至今，《备急千金要方》唐刻本仅一卷，而全本 60 卷均为宋本。据左言富教授调查，国内现有《备急千金要方》传本 27 种（包括手抄本、日本传本、待鉴定本），其中有元刻本、明嘉靖本、明万历本、清康熙本、清同治本、清光绪本等。《千金翼方》国内现存传本 16 种，有明万历本、清乾隆本、清同治本、清光绪本等，国内还藏有日本 17 世纪至明治维新时期的翻刻本多种，这些版本大都以宋本为基础。

1985 年 10 月，我国驻日本首任大使、原外交部副部长符浩先生，将他在任时日本国赠予的一部宋版的《备急千金要方》影印本转赠耀县孙思邈纪念馆永存。日本和朝鲜的古代医典《医方类聚》和《医心方》，其体裁、编制、组方与《备急千金要方》十分类似。据我国和朝、日学者考证，其核心内容和编撰方法与《备急千金要方》《千金翼方》完全一致。

宋代，从朝廷到地方都十分重视书法艺术，宋编《淳熙密阁续帖》中收录了一副孙思邈的书法，为行书，内容是："川芎不宜滋补。下白，纳少。粟米一石，资饮也。"这其实是一味药的说明，能在《淳熙密阁续帖》中收录，说明孙思邈书法修养之深。

二是，对孙思邈生平、贡献、学术成果、重要地位的研究。

首先，研究纪念孙思邈的遗迹、文物分布十分广泛。孙思邈羽化后，为表达对其的崇敬和纪念，人们把孙思邈采药、行医、晚年居住的五台山更名为药王山。家乡人民对其的纪念活动越来越兴盛，延续至今，有盛大庙会，也有朝拜仪式，如皇帝敕封，儒士著文、赋诗，林林总总。在孙思邈隐居、采药、行医的陕南、四川、河南、山西等地，陆续建起了 20 多处药王庙、药王祠等遗址，如陕南秦岭太白山、终南山、青华山；四川青城山、峨眉山和北川县药王谷；北京丰台看丹村药王庙；辽宁法库冯贝堡药王山；山西太行山；甘肃陇东；河南王屋山华盖峰和修武县太行山药王洞等。这些遗址，都有孙思邈生平事迹介绍和行医、采药、炼丹的有关记载。如河南修武县孙真人石像纪碑，此碑为南宋时所立，碑文铭记："孙思邈者华原人也，7 岁就学，日诵千言，弱冠，尤好老庄及诸子百家之说，深晓医术。在世经籍，无不读览。后注《老子》、撰《千金方》《千金翼方》《福禄论》《摄生真录》及《枕中素书》《会三教论》，流行于世，普济众生。由是观之，则孙思邈者非特杰于当时，亦垂光于后世矣。"这些地方远离长安、远离耀州，但人们对孙思邈的生平、著作有如此认识，并勒石以记，可见对孙思邈的研究在当时的影响之大。"药王"已成为百姓祛病纳福的象征，祭奉"药王"也已成为一种深入人心的文化。在学界、医界，对孙思邈的研究，从未间断，并不断深入，积累了多方面的成果。

从历史年代看：

北宋。林亿、高保衡等医家，受仁宗命，校正《备急千金要方》。在校序中对孙思邈做了这样的评述："有唐真人孙思邈者，以上智之材，抱康时之志，当太宗治平之际，思所以佐乃后庇民之事，以谓上医之道，真圣人之政，而王官之一守也……上极文字之初，下讫有隋之世，或经或方，无不采遮。集诸家之所秘要，去众说之所未至……厚德过于千金，遗法传于百代，上识三皇之奥者，孙真人善述之功也。"在后序中，高保衡、林亿、欧阳修再次评述道："粹乎哉孙真人之为书也，既备有汉志四种之事，又兼载唐令二家之学。其术精而博，其道深而通，以今知古，由后视今，信其百世可行之法也。"

北宋的医家、学者如此反复、广博、精明的评价，生动说明了北宋时期对研究孙思邈的重视。

南宋。当朝藏书家晁公武编撰的《郡斋读书志》说："思邈博通经传，洞明医术，著用药之方，诊脉之诀，针灸之穴，禁忌之法，以至导引养生之要，无不周悉。后世或能窥其一二，未有不为名医者。"医家、史学家叶梦得撰文说："孙真人为《千金方》两部……今通天下言医者，皆以二书为司命也。"宋元年间进士郭思，在华州衙任职时，认真研读《备急千金要方》，深为感动，并择其要撰《千金宝要方》，勒石布世，成为当时深得民心的一件盛事。郭思说："况一州一县，几家能有千金方，而有者亦难于日日示人。因此孙君之仁术仁心，格而不行处有之，郁而不广处有之。世皆知此书为医经之宝，余亦概尝阅诸家方书内，唯千金一集，号完为书。有源有证，有说有方，贯万精而不忒，以儒书拟之，其医师之集大成者欤。"

南宋和元朝对孙思邈的研究，除继承了北宋的研究成果外，更加注意孙思邈对后世的影响和当时社会的需求。

明代。陕西耀县籍人、进士乔世宁，曾任承德郎南京户部贵州司署郎中，他在任期间，经认真研究，认为孙思邈的著作："盖删辑上古以来医书，定为此编，道洽古今，学殚术数。自华佗以后一人而已。世以其书神验。余览之，益怅然慨焉。"他认真校订了《备急千金要方》正本，其父命其弟"自刻于家"，代代相传。他对孙思邈深悟老庄学所说"胆欲大、心欲小、行欲方、智欲圆"十分重视，表示自己也要好好学习。陕西三原人马理，长期为官，也给予孙思邈很高评价，认为孙思邈："但以方药济人。其所谓不为良相便为良医者与，乃后道流。目之为真人，医家宗之为明医，史家列于唐书方技传中。观孙子言天必质之于人，言人必本之于天。乃以临深履薄为小心，以不为利回义疚为行方，以见几而作为智圆。"马理还强调，孙思邈对老庄思想的阐述，是"至论圣人和以至德，辅以人事，则天地之灾可消；学者取之，斯精粹不易之言"。福建参政、医家王肯堂对孙思邈的生平、言行、著作研究后说："真人以应化圣贤，现神仙身，行良医事……心真人之心，行真人之行，而后可以用真人之方，其为真人不难矣。"

以上说明，明代对孙思邈的研究已从医家、学者扩展到朝廷、地方官员。其研究内容已从较为专业的医药学扩展到了为人、为官之道。

清代。当朝著名医学家张璐，在自己的行医实践中，感受到孙思邈《备急千金要方》十分重要、十分难得，他伏读《备急千金要方》三十卷，深感其"法良意美，圣谟洋洋，其辨治之条分缕析，制方之反激逆从，非神而明之，孰能于斯乎"。他感叹"此书不为之阐发，将天下后世竟不知有是书，深可惧也"。张璐凭借一生潜心医学之体会，六十年的临证经验，乃汇取善本。参考互订，撰成《千金方衍义》一书，成为历史上唯一一位《备急千金要方》注家。《千金方衍义》也成为明清中医名著。在清康熙和乾隆年间，朝廷先后组织编成了《古今图书集成》和《四库全书》，这两部大型丛书对孙思邈都做了介绍和评价，并收录了孙思邈的主要著作。

同时，《四库全书》对孙思邈生于西魏辛酉开皇元年的史记提出疑问，引起至今二百多年来的讨论。对一个著名历史人物的生年，学术界在这么长时间里考证、探讨，本身就说明了孙思邈的重要地位，但无论持何种观点，对孙思邈的重大贡献、主要事迹的认识都是一致的。家乡群众、学者和历届领导，都坚持"辛酉开皇元年"的观点，并以药王山北洞141级台阶为证。干祖望教授同样做了系统考证，南京大学的吉文辉教授指出了《四库全书》本身存在的五个问题，并支持干祖望教授的考证。陕西中医药大学任春荣教授通过考证，编制了孙思邈辛酉开皇元年起的"活动年谱表"。这些专家在讨论中的科学态度、艰苦工作，都令人敬佩。

总之,清代对孙思邈的研究,进一步系统化、具体化了。

从宋到清,对孙思邈的研究还有两个重要情况。第一,中医药在这千余年的时间里,从理论到实践都在不断发展、不断创新,出现了妇科、儿科、脉学、针灸、推拿、药学、养生等各方面的专著,涌现了以刘完素为代表的寒凉派、以张从正为代表的攻下派、以李杲为代表的补土派、以朱震亨为代表的滋阴派等"金元四大家"。很多专家研究和考证后,认为这些著作和医学流派的不断涌现,其理论和临床经验都是与继承和发展孙思邈的两部《千金》这本"百科全书"密切相关。第二,在这千余年里孙思邈的学说通过不同渠道陆续流传海外,以日本学者为主,对孙思邈的研究始终没有中断,多有成果。

三、中华人民共和国成立以来对孙思邈的研究

上世纪50年代,国家成立了中国中医科学研究院,先后开办了20多所中医药高等院校和专业研究、出版机构。改革开放后,国家中医药管理局、中医科学研究院先后派出考察组到耀县考察,撰写了系统报告,提出了重要意见;历任国家中医药管理局领导同志先后到铜川、耀县检查指导工作;陕西省、铜川市和耀州区人民政府高度重视孙思邈研究工作,采取了一系列有力措施,发挥了重要作用。孙思邈研究工作与其他各项事业一样空前繁荣发展。

(一)对孙思邈著作的校刊、出版和研究,品种多、质量高

卫生部、国家中医药管理局、新闻出版总署先后组织实施了"古代医籍丛书""名医全书大全"工程,校刊出版《黄帝内经》《伤寒论》《备急千金要方》《千金翼方》《金匮要略》《本草纲目》等图书,发行全国和海外。

其中,两部《千金》合刊本(含校释本),有中医古籍社、上海三联、上海科技、华夏出版社等版本5种;《备急千金要方》有人民卫生、中医古籍、上海古籍、中国中医药、华夏出版社等版本13种;《千金翼方》(含注释本、影印本、排印本、校注本)有锦章书局、人民卫生、学苑、中医古籍、上海古籍、辽宁科技出版社等版本8种;《孙真人海上方》有人民卫生、陕西科技、三秦出版社等版本3种;其他如《千金宝要》《唐本伤寒论》《千金食治》《养生长寿秘要》《养生长寿集要》等著作,也有中国社会科学文献、中国中医药、三秦、中国商业、铜川市药王山管理局、耀县孙思邈博物馆等出版社和单位的版本14种。

这些出版物吸取了历代校刊经验和成果，运用现代科技手段排校刊印，其品种数量、质量和学习运用之便利，都达到了一个新水平。

对孙思邈著作的版本研究和已失传著作的考证，也有许多成果。其中，对两部《千金》版本源头的梳理，对宋本《备急千金要方》原刻版的校订，对与《备急千金要方》相关的《孙真人海上方》《千金宝要》《千金宝要·补》等方书和《千金衍义》等《备急千金要方》方注本的研究，简明清晰，多有启迪。特别是很多学者对两部《千金》与张仲景《伤寒杂病论》关系的研究，很有价值。对孙思邈在《备急千金要方》中感叹："江南诸师，秘仲景要方不传。"到在《千金翼方》中专设伤寒门二卷，系统收录，逐条校订；对孙思邈就张仲景在《伤寒杂病论》中阐述的针砭时弊、启迪后学的观点；对张仲景"特有神功""伤寒大论，鸠其要妙，行之以来，未有不验"的评价；对《伤寒杂病论》关于太阳、少阳、太阴、少阴各经病中，以法统方、以方系证的原则归类等，都有阐发和分析。充分论证了孙思邈对《伤寒杂病论》这一中医经典的贡献和他勤求博采、继承创新的精神。

还有中国社会科学院哲学研究所李长福研究员和他的女儿中国社会科学院民族研究所李慧雁合编的《孙思邈养生全书》，全面系统，释故出新，实为孙思邈著作专题选编的代表之作。

对已失传著作的研究，学者们列出了主要目录，对这些著作的要旨，也在逐步挖掘和探索。

（二）研究孙思邈的专著、论文内容深刻，题材广泛

新中国成立以来，学界、医界对孙思邈的生平、家世、社会背景、世界观、方法论和医道医德、教育、科研、临床养生等方方面面广泛研究，涌现出许多内容深刻、富有启迪、鼓舞、教育和指导意义的重要成果。

到目前，出版的图书100多种，较早的是1968年美国版《中国炼丹术初步研究》和1979年耀县文教局刊印的《唐代名医孙思邈》。在这百余部图书中，中医古籍出版社2005年出版的《孙思邈研究集成》，由著名中医学家、训诂学家钱超尘教授和著名中医学家温长路教授主编，集中了北京、陕西和其他省市50多位专家、学者编成。全书共300多万字，全面系统地集录了对孙思邈的研究情况，是反映孙思邈研究工作的第一部全书。钱、温二教授在"前言"中引述了这样一个很重要的观点："有人把孙思邈的《千金》两方和李时珍的《本草纲目》、张仲景的《伤寒杂病论》称作是共同支

撑以《黄帝内经》为穹窿的中医学说的三大支柱,说他们代表的方、药、治的三大体系,在整个中医理论中具有顶天立地的作用。"

干祖望教授的专著《孙思邈评传》,是国家中医药管理局组织的古代名医评传课题之一,全书分生卒、神仙、鸿儒、居士、真人、大医和思想总探及年谱等8章,称孙思邈是一位"奇特、神异、智慧、博学、薄名利、鄙富贵、享高龄以及名医名儒、亦僧亦道的传奇式人物",考证缜密、叙论严谨、很有价值。

被誉为"思邈知音"的邓剑先生,其所著的《邈学管见》,虽然仅13万字,但提出的"邈学"概念,十分令人关注。邓先生在书中还分18个问题做了论述、阐发。

在已发表的研究孙思邈的学术论文中,《孙思邈研究集成》做了如下统计,"上世纪50年代,约30篇,到80年代末200多篇,90年代末1200多篇,2000年,达到2000篇,本世纪前五年约3000篇"。据2005年至今的统计,各类期刊、报纸和学术会议,发表相关研究文章1667篇。到目前为止,公开发表的研究孙思邈的论文、文献当有近万篇。其中,中国中医科学院中国医史研究所李经纬教授撰写的《孙思邈生平事迹研究》被《孙思邈研究集成》称为"文首"之作。对孙思邈相关著作的研究,北京中医药大学钱超尘教授撰写的《唐传本〈伤寒论〉校注与考证》很有代表性。钱教授经过详细考证后说:"我们把《千金翼方》所收《伤寒论》称为《唐传本伤寒论》(称为'孙思邈本伤寒论'可能更恰当些)。《唐传本伤寒论》在中国医学史上,在《伤寒论》发展史上,价值连城。"钱教授的考证,态度之严谨、方法之科学,令人肃然起敬。

学者们对其他大量的研究文章作了分类。总的来看,综合性的有对孙思邈生年的社会环境、时代背景的研究,有对其世界观、人生观、生命观、知识结构、思维方式的研究;专题的有医德思想、学术成果、生平事迹、医道、医法、医术的研究;还有一科、一穴、一药、一病、一方的研究。如此广博、深入、缜密的研究,是孙思邈研究史上从来没有过的。

(三)研究、纪念孙思邈的主要学术活动

半个世纪以来,除群众性、经常性的纪念活动外,孙思邈研究在史学界、医学界、文化界逐步成为一个重要领域、重要课题。直接从事研究工作的专家、学者遍布全国。孙思邈研究的学术活动,较早的是1960年12月的纪念孙思邈学术活动，由中华医学会北京分会（原北京市医学会）、中华医学医史学会在北京举办，医史学会会长程之亮主持会议，李经纬教授作专题报告，陈邦贤、耿建庭等在大会发言。之后，1982 年中华医学会在陕西耀县召开了纪念孙思邈逝世 1300 周年学术会议；1984 年安徽医学院拍摄了《孙思邈》彩色电视医史资料片，这是关于孙思邈的首部专题电视片；1985 年 3 月和 11 月，陕西省先后两次在耀县召开了药王山规划建设座谈会和孙思邈医德思想学术讨论会；1986 年 10 月，由孙思邈研究社、陕西中医药研究院、陕西中医学院、耀县卫生局共同发起，在西安召开孙思邈医德座谈会；1987 年 3 月，《中国社会医学》杂志社、孙思邈研究社、陕西省哲学学会联合在耀县召开孙思邈与医学交叉科学学术研讨会；1989 年 7 月，在耀县召开了孙思邈医德纪念碑落成典礼暨医德思想研讨会。再之后到本世纪初，每年都有不同形式的孙思邈研究学术活动，还先后拍摄了电视系列片《药王故里》《中国药王山》《药王山揽胜》等，在中央电视台、陕西和其他省市台播映。

近五年来，孙思邈研究专题学术活动由北京、西安、铜川和耀县逐步向其他省市扩展，如甘肃省中医药学会召开的 2009 年学术会议，湖南国学国医岳麓论坛等；研究孙思邈的内容，也逐步与文化研究、养生、康复医学、医古文研究、老年学、医史学、临床中医药学、针灸学、"治未病"、预防医学研究、常见病研究及国际中医药学术活动结合一体。研究孙思邈的文化品格、时代特征、实践意义越来越鲜明、越突出，研究孙思邈的途径、方法，也实现了从传统文字、文献研究到多媒体的转变，铜川市和耀州区开办了孙思邈网站，以孙思邈为主题的文学作品、电影、电视剧本创作，在中央宣传部支持下，正在做多方的工作。

在我学习以上文献资料时，每每看到党和政府对孙思邈研究工作、对药王山建设保护的关心和重视，看到全国各地的专家学者认真研究、学习孙思邈的丰硕成果、认真精神，特别是看到家乡明代进士乔世宁等先辈，看到家乡一届又一届领导，一代又一代长辈、专家、医家、学者孜孜不倦地研究学习孙思邈，精心精意地建设、保护药王山，我总是充满崇敬、充满感激，这是我们时代之幸、事业之幸、百姓之幸，我向各位领导、各位专家学者，深表敬意。

四、学习有关孙思邈研究情况的四点认识

一是我们正处在中医药事业发展的最好时期，孙思邈研究工作遇到了前

所未有的好形势,这也是全国中医药事业发展的缩影。今天,中医药研究、教育事业蓬勃发展,中医医院遍布全国,中医药知识的普及从传统媒体到现代媒体,服务群众的各项中医药活动广受欢迎。在我求学的北京中医药大学,以"勤求博采、厚德济生"为校训,国家级专家担任学校领导,学校以"学经典、重临床"为重点开展各项教学、科研活动,生机勃勃;教师们为人师表,学风严谨、医术精湛,深得广大学生和患者爱戴。许多医界、学界专家和领导,每当看到一届又一届学生,数百人、上千人在毕业典礼上,齐声朗诵孙思邈的《大医精诚》时,深深感到"这就是中医药事业的希望!"在新的历史条件下,中医药事业正在继承传统、面向时代、服务人民的大道上阔步前进,这是中医药事业发展的春天。我们是幸运的,我们遇上了这个最好时期,我们应为这个春天姹紫嫣红而努力,这是我们的责任。

二是孙思邈是伟大的医药学家,更是中华民族古代史上学通百家、贡献卓著、德高长寿的文化巨人,是中国古代知识分子的杰出代表,是启迪今人、教育后世的光辉榜样。他对医药学的贡献万古长青,他的自然观、世界观、生命观,他的人生观、道德观、地位观,他的开阔眼界、思维方式、辩证方法都是我们民族优秀传统文化的重要组成部分。当孙思邈等一大批民族文化巨人的品德、学识、精神,在今天的时代,在我们党的科学理论指导下,与中国特色社会主义融为一体、深入人心、溶于血脉的时候,就是实现民族振兴的巨大精神力量。

三是孙思邈研究工作,涌现和培养了一大批有见识、有作为、有责任心的专家、学者。这是中医药事业发展的重要力量,也是社会主义文化建设、精神文明建设的重要力量。重视这支力量,组织好这支力量,鼓舞广大专家、学者、医家、史家为孙思邈研究,解放思想、开阔视野、迸发智慧、多做贡献,于国于民当是一大善事、一大好事。

四是对孙思邈学术成果的研究、继承、运用和开发工作,在全国中医药战线上,很多专家一直在努力实现这个目标。改革开放以来,不少企业家积累了开发利用的经验,做好这项工作需要专业人才,需要科学的研究,需要去熟悉市场,更需要适应广大群众、患者和社会的需求,这项工作也是孙思邈研究的重要内容。

1300多年前,孙思邈以百余之寿,在完成了《千金翼方》撰著之后,写了这样的话："岱山临目，必昧秋毫之端；雷霆在耳，或遗玉石之响。如能慕远测深，稽门叩键，述沧海之一滴，得诸师之教诲，为学子幸甚。"我是一名新学，读了孙思邈的这段话，深感汗颜，写出以上文字，仅作学习笔记，向各位领导、各位专家学者、各位老师求教。

孙思邈与"十大名医"①

（2012 年 9 月 9 日）

陕西省铜川市是我国古代伟大的医药学家——孙思邈的故乡，在药王山的药王大殿内，孙思邈坐像左前方的庑殿，供奉着我国古代"十大名医"坐像，这在我国供奉药王的殿、庙、洞等场所中，未见有二，可见其特殊意义。本文拟就此对相关史料的学习作初步整理和思考。

一、十大名医其人其事

据中国中医科学院医史文献研究所李经纬先生考证：清·乾隆 27 年（1782）为隆重纪念孙思邈，陕西耀州地方遵清初"群祀先医，初沿照旧"的精神与清·雍正时（1732—1735 年）"命太医院官咸致斋陪祀"的政令，在药王山塑"十大名医"像举行纪念活动。十大名医分别为岐伯、雷公、仓公、扁鹊、华佗、张仲景、王叔和、皇甫谧、葛洪、陶弘景，与明清时期太医院祭祀之唐以前名医基本一致。孙思邈集唐以前医学之大成，此时建十大名医殿于其侧，颇有孙氏崇敬先贤之用意。更有意义的是，此刻正是孙思邈逝世 1100 周年，其尊师重道、崇敬先贤功德、激励后学之意图，不言自明。

这十位著名医家，从史籍所载的年代看，岐伯、雷公为上古医家；扁鹊，从公元前 685 年到公元前 309 年的史籍中均有出现，并有秦越人、卢医等多种称谓，一人寿逾 300 岁，很难置信，有学者认为可能是古人借"鹊"带吉祥之意所称的数位医家，《中医大辞典》称之为"战国时期的杰出医家"；仓公，即淳于意（约前 205—?），西汉时人，因曾任齐太仓令，亦称仓公；华佗（约 145—208 年），东汉末到三国时的著名医家；张仲景（约 150 或 154—约 215 或 219 年），东汉末著名医家；王叔和（201—280 年），魏晋时期著名医学家，医籍编撰家；皇甫谧，东汉建安二十年到西晋太康三年（214—282 年），魏晋间著名医家、文学家；葛洪（284—364 年），自号

---

① 本文为作者参加"第二届孙思邈中医药文化节"的论文。

抱朴子，东晋时道学家、医学家；陶弘景（456—536 年），南北朝宋梁间著名医药学家，道家（主张佛道儒三教合流，炼丹化学，首次记载杂炼生鍒的灌钢炼钢法）。

从上古、中古、春秋战国、秦汉三国到魏晋南北朝悠远的历史长河中，我国古代实现了从"上古天真"到古代文明的历史变迁；中医学也实现了从"无得而名""尝味草木"到"《内经》作""针道生"，实现了医理、医道、医术、医药俱成系统的全面发展。期间，药王山所供奉的"十大名医"都在自己所处的时代做出了重要贡献。

岐伯，是我国远古时代最著名的医学家。《帝王世纪》记："岐伯尝味百草，典医疗疾，今经方、本草之书咸出焉。"《黄帝内经素问集注》卷一称岐伯为"天师"，并论述了理由："天者，谓能修其天真，师乃先知先觉者也；言道者上帝之所贵，师所以传道而设教，故称伯曰天师。"史籍记载岐伯最早的文献见《黄帝内经》，学术界一般认为，岐伯承《易》之哲学思想，吸收消化炎帝、神农以来的医学知识，加上自己的医学实践，又与同时代的医家雷公等探讨切磋，整合创新，形成了《黄帝内经》基本框架。《皇汉医学》《难经注疏》均言《黄帝内经》乃"岐伯以授黄帝"。在传承过程中，又经历代医家丰富完善，遂自春秋至两汉，以黄帝与岐伯等问答形式正式成书，奠定了中医学的坚实基础。所以，从古至今，中医又称为"岐黄""岐黄之学""岐黄之术"。此称谓将岐伯置于黄帝之前，表达了后人对岐伯首创之功的肯定和感念。

雷公，中国传说中的上古医家。相传为黄帝众多懂医学的臣子之一，精通针灸，著《九针》六十篇。《黄帝内经》中第二十三、二十四两卷及《著至教论》《示从容论》等 8 篇均为黄帝与雷公讨论"凡刺之理"及望面诊病的篇章。雷公与岐伯同代，也为中医的奠基，特别是为开创针刺学说作出了重要贡献。

扁鹊，战国渤海郡郑国人，被称为战国传统医学的鼻祖。据《史记·扁鹊仓公列传》《战国策·卷四》记载，他云游各地行医，有丰富的医疗实践经验。在赵国，医治了大量妇科病，被称为"带下医"；在周国，医治了很多老人的"耳聋昏花"，被称为"耳目痹医"；在秦国，医治了很多孩子的疾病，被称为"小儿医"。他在总结前人经验的基础上，创立了望、闻、问、切四诊法，尤其擅于望诊和切诊，并被推崇为脉学的倡导者。他还在实践中总结提出了许多医疗主张，最典型的是《史记·扁鹊仓公列传》所记的"六不治"，即人的病在六种情况下不能治好或不能治：一是"骄恣不论于理"；二是"轻身重财"；三是"衣食不能适"；四是"阴阳并，脏气不定"；五是"形羸不能服药"；六是"信巫不信医"。扁鹊治病，恪守医德医道，终因医治秦武王病，遭秦国太医令李醯忌被杀害。

仓公（淳于意），西汉初齐临淄人。《史记·仓公传》记，淳于意自幼家境贫寒，喜读医书，先后从公孙光学医，从公乘阳庆学黄帝、扁鹊脉书。后为专志医术，辞掉太仓令职，不营家产，长期在民间行医。他主张治病必"详察病情""析理取法"，从病人的实际情况出发，才能"药到病除"。他医术高明，尤其重视脉法。同时注意治病针药并用，故疗效很好。他首创"诊籍"，《史记》记载了他的二十五个病例，既有经验，也有教训，涉及现代医学消化、泌尿、呼吸、心脑血管、内分泌、传染病、中毒及外科、妇科、小儿科等很多方面。当朝赵王、胶南王、济南王曾先后五次召他做宫医，他都一一谢绝。他的行为得罪了朱门之第，被富豪权贵罗织罪名，送长安欲施肉刑。他的小女儿淳于缇萦毅然随父进京，上书汉文帝，痛述父亲无罪，自己愿为父代刑。此举感动了文帝，宽免了淳于意，并废除了肉刑。"缇萦救父"的故事至今被人传诵。淳于意很重视医学教育，先后带教多人，是春秋时期学生最多的医家。

华佗，东汉末年沛国人。当时战乱不断，水旱成灾，疫病流行。华佗目睹这种情况，一心钻研医术，不谋仕途。他医术全面，精通内、外、妇、儿各科，临证施治，诊断精确，方法简捷，疗效神速，被誉为"神医"。对此，《三国志》《后汉书》中都有一段内容相仿的评述，说他善于养生，"晓养性之术，时人以为年且百岁而貌有壮容"；用药精当，"又精方药，其疗疾，合汤不过数种，心解分剂，不复称量，煮熟便饮，语其节度，舍去辄愈"；针灸简捷，"若当针，亦不过一两处，下针言'当引某许，若至，语人'，病者言'已到'，应便拔针，病亦行差"；手术神奇，"刳剖腹背，抽割积聚""断肠摘洗"。所留医案，在《三国志》《华佗别传》及其他文献中，共二十六则，在先秦和两汉医家中是较多的。因华佗精于手术，被后人称为"外科圣手""外科鼻祖"。他曾用"麻沸散"使患者麻醉后施行剖腹手术，是世界医学史上应用全身麻醉进行手术治疗的最早记载。又仿虎、鹿、熊、猿、鸟等禽兽的动态，创作"五禽之戏"，教导人们强身健体。他的行医足迹遍及安徽、山东、河南、江苏等地。后因不服曹操征召被杀。

张仲景，东汉南阳郡涅阳县（今河南邓州市和镇平县一带）人，东汉末年著名医学家，被称为医圣。他从史书上看到了扁鹊望诊齐桓侯的故事后，对扁鹊产生了敬佩之情，也为他后来成为一代名医奠定了基础。汉灵帝时举孝廉，官至长沙太守，所以有张长沙之称。他一生勤求古训，博采众方，集前人之大成，揽四代之精华，写出了不朽的医学名著《伤寒杂病论》，这是中医史上第一部理、法、方、药俱全的经典，开辨证论治之先河，形成了独特的中国医学思想体系，对推动后世医学发展起了巨大作用。元明以后被奉为"医圣"，并有庙堂供奉香火。

王叔和，名熙，西晋高平（今山东省邹城市）人，魏晋之际的著名医学家、医书编撰家。他从小兴趣广泛，少年时期已博览群书，通晓经史百家，后与仲景弟子卫汛要好，深受其熏染，立志钻研医道，潜心研读历代名医著作，博采众长，医术日精，名噪一时。32岁时被选为魏国少府的太医令，他利用这个有利条件，阅读了历代著名医典医书，经过几十年研究，吸收扁鹊、华佗、张仲景等古代医家的脉诊理论，结合自己长期临床经验，写成我国第一部完整、系统的脉学专著——《脉经》，总结发展了西晋以前的脉学经验，将脉的生理、病理变化类列为脉象24种，使脉学正式成为中医诊断疾病的一门科学。他在任太医令期间，多方搜集仲景旧论，终于得到全本的《伤寒杂病论》，通过整理和修复，保留了《伤寒论》，并将杂病部分整理出版，命名为《金匮要略》，可谓功莫大焉。

皇甫谧，字士安，自号玄晏先生，安定朝那（今甘肃灵台）人，我国历史上著名学者，在文学、史学、医学诸方面均有建树，其著书之丰，是魏晋之首。最有代表性的著作是《针灸甲乙经》。皇甫谧自幼贪玩，后经叔母教育，矢志苦学，决心编著一部针灸学专书。但在当时，虽晋代以前论述不少，但"其文深奥"，"文多重复，错互非一"，加之当时用竹木简刻书，普通人难以得到。皇甫谧克服重重困难，穷搜博采，获得大量资料。他把古代著名的三部医学著作，即《素问》《针经》《明堂孔穴针灸治要》纂集起来，"删其浮辞，除其重复，论其精要"，并结合自己临证经验，终于著成针灸学巨著——《针灸甲乙经》。这是我国现存最早的一部理论联系实际，有重大价值的针灸学专著，被人们称作"中医针灸学之祖"，列为学医必读的古典医书之一。1600多年来，它为针灸医生提供了临床治疗的具体指导和理论依据。此书在国外，特别是日本和朝鲜，也极受重视。皇甫谧作为针灸鼻祖，为我国针灸学事业的发展做出了不可磨灭的贡献。

葛洪，东晋时期著名道学家、炼丹家、医药学家，晋丹阳郡句容人。著有《神仙传》《抱朴子》《肘后备急方》《西京杂记》等。葛洪精通医学和药物学，主张道士兼修医术。他的医学著作《肘后备急方》，是我国第一部临床急救手册、中医治疗学专著，主要记述各种急性病症或某些慢性病急性发作的治疗方药、针灸、外治等法，书中对天花、恙虫病、脚气病以及恙螨等的描述均属首创，尤其是倡用狂犬脑组织治疗狂犬病，被认为是中国免疫思想的萌芽。对"尸注"的记载，也使他成为全世界最早观察和记载结核病的科学家。葛洪开拓了中医药事业的新领域，为我国临床急症医学做出了突出的贡献。

陶弘景，字通明，南朝梁时丹阳秣陵人。著名的医药学家、炼丹家、文学家，人称"山中宰相"。作品有《陶隐居集》《本草经集注》等。陶弘景自幼聪明异常，十岁读葛洪《神仙传》，便立志养生，十五岁著《寻山志》。二十岁被引为诸王侍读。梁武帝深知其才能，几次请他出仕，均被他拒绝。遂时常将国家大事写成信件，派人送到陶弘景隐居的山中向他请教，时人故称他为"山中宰相"。在医学方面，他最大的贡献是编写了继《神农本草经》后的第一部药学专著《本草经集注》。他治学严谨，注重实际调查，经常深入药材产地，了解药物形态、采制方法等，因此，所著的《本草经集注》在描述的内容、所载药物的数量以及分类方法等方面，均较以前有显著提高，对后世医家影响很大，唐代我国第一部药典——《新修本草》，就是在此书的基础上修订补充完成的。陶弘景整理医籍，十分尊重原作，即使有补充，也把自己的说法和原书的说法区分开来。他将新加到《神农本草经》的365种药，用黑字写，原来的内容用红字写。他开创的这种做法，为后来的注释家争相学习。陶弘景整理医籍，细心、严谨、周密、实用，直至今天仍是我们整理中医古籍的榜样。

以上可见，药王大殿所供奉的"十大名医"，是在孙思邈所生活、行医、撰著的隋唐时期之前，自上古到南北朝间各朝代医药学家的杰出代表。他们都为中医药事业的开创、奠基、继承、发展做出了重要贡献，也为孙思邈写成我国古代中医药之大成的弘篇巨著——两部《千金》奠定了基础。

二、孙思邈著作中的"十大名医"

孙思邈的著作以现存的两部《千金》（《备急千金要方》和《千金翼方》）为代表，近百万字，共60卷，分400多门，收方6500余条。"十大名医"的学术成果、医疗经验和为人行医之道，均体现于两部《千金方》中，其内容丰富，突出反映了"十大名医"在中医发展史上的地位和作用，又反映了孙思邈"精通百家之说"，以集大成的学术水平和妙解阴阳天地以成全德的高尚品德。

1. **从两部《千金》的序言看，孙思邈以史以事，推崇先辈名医。**《备急千金要方》的序言开宗明义，有这样一段话："夫清浊剖判，上下攸分，三才肇基，五行俶落，万物淳朴，无得而称。燧人氏出，观斗极以定方名，始有火化；伏羲氏作，因之而画八卦、立庖厨。滋味既兴，疴瘵萌起。大圣神农氏，愍黎元之多疾，遂尝百药以救疗之，犹未尽善。黄帝受命，创制九针，与方士岐伯、雷公之伦，备论经脉，旁通问难，详究义理，以为经论，故后世可得依而畅焉。春秋之际，良医和缓；六国之时，则有扁鹊；汉有仓公、仲景，魏有华佗，并皆探赜索隐，穷幽洞微，用药不过二三，灸炷不逾七八，而疾无不愈者。"短短180余字，生动勾画出了隋唐以前中医药产生、发展的历史进程，从开始混沌未分、"无得而称"，到燧人氏取火、伏羲演八卦、神农尝百草，到黄帝创九针，与方士岐伯、雷公之论，再到春秋战国和汉魏，将良医和缓、扁鹊、淳于意、张仲景、华佗逐一列出，称赞先辈"探赜索隐，穷幽洞微，疾无不愈"。高度概括、准确阐述了古代中医药的历史，同时一一列出各时期做出重要贡献的医家代表，既可看出孙思邈对古代中医史洞明精熟，又充分表达了孙思邈对先辈名医的敬慕推崇。

在《千金翼方》的序言中，孙思邈进一步阐述了神医秘术的重要性，先后写道："稽炎农于纪箓，资太一而返营魂。镜轩后于遗编，事岐伯而宣药力……亦有志其大者，高密问紫文之术；先其远者，伯阳流玉册之经……若其业济含灵，命悬兹乎，则有越人彻视于腑脏，秦和动达于膏肓，仲景候色而验眉，元化刳肠而湔胃，斯皆方轨叠迹，思韫入神之妙。"在阐述自己学习的过程和感受时又说："志学之岁，驰百金而徇经方。耄及之年，竟三余而勤药饵。酌华工之录帙，异术同窥。采葛生之玉函，奇方毕综。"由此进一步可见，孙思邈对古代先贤各自对中医事业的重要贡献始终了然于心；对每位古代著名医家对自己的启迪影响，终生不二，感念不已。

学术界普遍认为，我国历史上第一部中医史著作，当为南宋刊于1224年、张杲所作之《医说》。《医说》广泛集录了南宋以前各种文史著作中有关医学典故、医学传统等史料，分为历代医家、医书、本草、针灸、针法及多种病证、养生、修养调摄等共49类，各类史料注明出处，内容丰富，采摭颇广。但其成书是在孙思邈身后600年左右，像孙思邈在《千金要方》《千金翼方》序言中对中医史的概括和阐述，这在中医古籍中当为先河，是很有价值的。

2. 从两部《千金》的内容看，孙思邈以典以论，弘扬先辈名医。 在两部《千金》中，孙思邈对中医医理、医道、医德的阐述，对中医各门学科的理论分析，特点十分鲜明。在这些论述中，对于名医先贤的经典和论述，孙思邈列为必读之书，明示必须"精熟"，方可"言医道""为大医"。主要有以下三个方面。

一是在"大医习业"中，系统开列名医经典，阐述要旨，谆谆劝学。有现存的《素问》《针灸甲乙经》《黄帝针经》等奠基之作，主要内容开列了明堂流注、十二经脉、三部九候、五脏六腑、表里孔穴等诸部经方及《备急千金要方》，并强调如不认真学习，学医、行医、治病就如"无目夜游，动致颠殒"。同时强调，要涉猎群书，他写道："不读五经，不知有仁义之道；不读三史，不知有古今之事；不读诸子，睹事则不能默而识之；不读《内经》（即内视之佛教经典），则不知有慈悲喜舍之德；不读庄老，不能认真体运；如吉凶拘忌，触涂而生。至于五行休王，七曜天文，并须探赜。若能俱而学之，则于医道无所滞碍，尽善尽美矣。"言辞之恳切，劝学之迫切，今天读来，仍使人深为感动。

二是集一生学识、经验，搜集整理名医经典，精编细琢，集大成，传后世。孙思邈在两部《千金》中引用阐发唐以前及当时的医学成果，其涉猎之丰富，内容之精粹。经初步统计，在两部《千金》中，共引述《素问》《灵枢》各卷107处，涉及中医基础理论的方方面面，引述扁鹊的论述、医方56处，华佗21处，张仲景53处，对仓公（淳于意）、葛洪（抱朴子）和陶弘景、王叔和均有引述和阐发。除十大名医外，其他古代名医，如高密、秦和、阮河南、范东阳、张苗、靳邵及当朝诸家，也都引在其中。两部《千金》中各卷各门起始，均有某某曰、论曰等大论，其内容均为孙思邈融汇、集纳、概括古代医典中的论述和行之有效的经验总结，结合自己的理解和实践，形成了古代中医药学博大的思想体系，每每读来，字字珠玑，令人深受启发。

三是孙思邈对张仲景《伤寒杂病论》的搜集、整理，其功绩之卓，为学术界所公认。《伤寒杂病论》是张仲景创造性地"撰用《素问》《九卷》《八十一难》"，把古典医籍中的脏腑经络、气血阴阳、病因病理、治则治法等基本理论运用于实践中，经长期检验、运用和提高，创造出理法方药俱全，辨证体系完整，辨证思维灵活的六经辨证体系，集临床病、脉、证、治、理、法、方、药、煎、服、禁忌为一体，将错综复杂的证候变化及演变规律分析归纳，确立了辨证论治纲领，成为中医发展史上的一个重要标志。由此确立的治则治法、组方大法、六经辨证，及衍生出的八纲辨证、脏腑辨证，至今仍为中医临床诊治的重要理论指导之一。

著名训诂学家、中医史学家钱超尘教授就孙思邈对《伤寒杂病论》的认识、搜集、整理做了详细考证。钱先生指出：张仲景著《伤寒杂病论》16卷，因汉末兵火不断，不久散乱，幸有魏太医令王叔和整理编次得以流传，但自叔和之后到北宋治平二年（1065 年）林亿等校定《伤寒论》之前，凡八百余载，《伤寒论》之流传，显晦离合，歧异纷繁，学者憾焉。在孙思邈撰《备急千金要方》时，"惜未得《伤寒论》之全"，孙思邈在《备急千金要方》的伤寒卷中感叹："江南诸师，秘仲景药方之不传。"直到《备急千金要方》成书 30 年后，孙思邈著《千金翼方》，方将《伤寒杂病论》校订、更正，收入为卷九、卷十，共 392 条原文，109 首方，并称赞张仲景"特有神功，寻思致趣，莫测其致"，而"鸠集要妙，以为其方"。钱先生还将孙思邈整理、收集的伤寒上下两卷，称为"唐传本《伤寒论》"，并且充分肯定了唐本伤寒论的历史、学术和实践价值。

另外，署名孙思邈整理的古代医籍，还有《华佗神医秘传》，此书曾在1920 年上海古书保存会发行，虽有学者疑为托名，但其内容在《备急千金要方》中多有体现，不失为一重要参考。

3. 从两部《千金》的理、法、方、药看，孙思邈十分注重在创新中发展。仍以唐传本《伤寒论》为例，孙思邈对张仲景的敬仰，对《伤寒杂病论》的重视，是不言而喻的。但他从自己的实践经验和广泛研究中，在《千金翼方》伤寒卷之前，提出了这样的学术观点："今以方证同条，比类相付，须有检讨，仓卒易知。夫寻方之大意，不过三种，一则桂枝，二则麻黄，三则青龙。此之三方，凡疗伤寒，不出之也。其柴胡等诸方，皆是吐下发汗后不解之事，非是正对之法。"如此，学古不泥古，崇贤不媚贤，均以是否正确为准，而且明确提出自己的见解，实在难能可贵。

李经纬先生将孙思邈对医学发展的贡献，列为十项，首列唐传本《伤寒论》——"集唐以前中医药学、医方学之大成"；《千金翼方》和首录的"药录纂要"；次之"本草"，分类新，条理明；在继承前人的基础上，对杂病的认识、防治、护理，有不少创造；正确阐述了许多营养缺乏症的防治问题；十分重视针药并重的治疗原则；再三强调妇、儿科的重要性，并奠定了妇、儿科的基础；总结了较多的医疗技术；发展了养生长寿学说；在药物炮制上做出了重要贡献。

以上十个方面，在两部《千金》中都有丰富的内容。近年来，专家学者从孙思邈的哲学思想、辨证原则、施治方法、方药配伍到一病一证，一经一穴，一针一药，都进行了广泛的、深入的研究。从不同方面充分证明了孙思邈遵循中医药发展和人命至重的原则和规律，在继承中发展，在发展中创新，在创新中体现中医药治病救人、养生康泰的根本目的。

4. **行仁慈，济苍生，以崇高医德继承先辈名医之高尚精神。**孙思邈在《备急千金要方》序言和"大医精诚篇"中所阐述的"人命至重"的医学伦理观念；"普同一等"的人道主义思想；"一心赴救"的职责和义务；"大慈恻隐"的良知与情感；"无欲无求"的功利与荣辱观；"博极医源，精勤不倦"的学术修养；"不皎不昧"的行为准则；尊重同道的医医关系；明仁义之道的医德教育等重要医德理念，在之前所述"十大名医"的言行中，都有体现。孙思邈以他们为榜样，正如他自己所说："吾幼遭风冷，屡造医门，汤药之资，罄尽家产，所以青衿之岁，高尚兹典，白首之年，未尝释卷，至于切脉诊候，采药和合，服饵节度，将息避慎，一事长于己者，不远千里服膺取决。"还尖锐批评了当时的"末俗小人，多行诡诈，倚傍圣教而为欺绐，遂令朝野士庶咸耻医术之名，多教子弟诵短文，构小策，以求出身之道"；感叹这种现象"可怪也"，"深乖圣贤之本意"。他还明确说明了自己撰写《备急千金要方》的目的和原因："余缅寻圣人设教，欲使家家自学，人人自晓。君亲有疾，不能疗之者，非忠孝也。"同时，"以为人命至重，有贵千金，一方济之，德踰于此，故以为名也"。他终生以百余之寿，为继先贤之厚德，贬时人之陋习，为后人树立了中医高尚医德的光辉典范。他所阐述的医德思想，其伦理之纯洁，品德之高尚，精神之亮丽，至今仍是人们的楷模。看十大名医之言与行，读孙思邈之论与文，高尚医德实为一脉相承，此为中医之本义，亦为做人为医之本义。这也许就是中医长青、"为医当为师范"的本义。

三、学习思考孙思邈与十大名医的几点体会

1. **十大名医塑像具有深刻的历史文化价值**。药王山之药王大殿庑殿"十大名医"像，是在药王山历史上又一次大修时，由清·雍正帝命太医官主持塑造的，"与明清两代太医院祭祀唐以前名医基本一致"，既反映了孙思邈学习、崇敬先辈名医的事实，也反映了历史对中医、对中医史的重视和理解。药王山所供奉的"十大名医"与孙思邈的生平事迹、卓越贡献一样，是人类和中华民族的宝贵文化遗产，也是家乡引以为荣的文化记忆、文化传统。与我们所具有的革命文化传统、民族历史文化传统、丰富的民俗文化传统及宗教文化，凝聚、构成了家乡丰厚的文化资源、文化底蕴。如今，市委、市政府高度重视家乡的文化建设，这既是历史发展的必然，也是家乡广大人民群众的心愿，是一件功德无量、前景无量的大好事。

2. **孙思邈对先贤名医的继承与创新具有深刻的时代价值**。"人命至重，有贵千金，一方济之，德踰于此"，这是孙思邈继承先辈名医高尚医德、品行所提出的一个重要思想。它深刻说明了中医药以人为本、以人的生命为本、以人的健康为本的优良传统和根本立脚点、出发点。时代发展，社会进步，各方面发生了巨大变化，但人的生命、人的生理构造并未改变，不生病、少生病、治好病，实现身心健康愉快、生活幸福美满，仍是人们的普遍愿望和迫切需求，也是科学发展观的本质要求。市委、市政府在深入贯彻落实科学发展观、构建和谐社会的历史进程中，明确提出由资源型城市向以养生文化、革命传统文化和健康产业为特色的新型城市的战略转变，集继承传统、发挥优势、顺应时代、服务人民于一体，即科学发展观的生动实践。

3. **继承和创新是中医药事业不断发展的客观规律**。十大名医和药王孙思邈的实践都说明，中医的发展，继承是基础，创新是关键；没有继承，创新就是无本之木；没有创新，继承就是井底之蛙；继承需奉先贤，敬矣恭矣，

习矣悟矣；创新必具高品，心怀苍生，严细深实；继承与创新，缺一不可；实践与疗效，终为太一。

4. **重视对十大名医和孙思邈医德思想的普及，具有广泛的社会意义。**学习、继承和弘扬十大名医和孙思邈医德思想，不仅对医药工作者和医疗战线有重要意义，对全社会的思想道德建设，对提高中医防病治病的疗效，也都有重要意义。扬清弃浊，心静神清，则气足安泰；去堕学之昏愚，拯贫贱以康荣，贱名利以贵实务，厚德博学，精勤不倦，则社会和谐。这是我们学习十大名医和孙思邈所得到的又一重要启示。

孕育·传承创新·当代价值①
——学习药王孙思邈文化精神笔记

(2014 年 8 月 31 日)

今年以来，习近平总书记围绕文明、文化这个主题，在国际国内，都有过多次重要讲话。明确提出，"要加强对中华优秀传统文化的挖掘与阐发"，"把跨越时空、超越国度、富有永恒魅力、具有当代价值的文化精神弘扬起来"。药王孙思邈是我国古代伟大的医药学家。自《备急千金要方》《千金翼方》问世、药王仙逝 1300 多年来，其"超越时空、跨越国度、富有永恒魅力、具有当代价值的文化精神"，一直在家乡、在海峡两岸、在世界多个国家造福、传承，熠熠生辉。今天，实现中华民族伟大复兴的中国梦，深刻认识、积极弘扬药王孙思邈的文化精神，具有重要意义。

一、天、地、人孕育的"永恒魅力"

我们从学术界关于药王生年的不同意见说起。药王是古今公认的养生长寿大家。但关于药王的生年，史料有多种表述。自清朝《四库全书总目提要》和《十七史商榷》对药王生年提出质疑以来，引起了学术界长期、广泛的关注和研究，提出了多种意见。据李经纬教授、干祖望教授分别在其专著《孙思邈生平事迹研究》和《孙思邈评传》中介绍，最早的是公元"509年"，之后有"515 或 518 年""541 年""560 年以前"和"581 年"；药王享寿为"171 岁""164 岁""145 岁""141 岁""138 岁""104 岁、105岁"，还有百岁以内的意见。在以上意见中，主要是两种：一是南北朝时期的东魏、北齐年间，即公元 541 年；二是隋代始年，即公元 581 年。对药王卒年的认识是一致的，在唐高宗继位不久，即 682 年。以生年 541 年记，药王经历了东魏、北齐、西魏、北周和隋、唐六个朝代；以 581 年记，也经历了隋、唐两个主要朝代。纵观各种意见，药王诞生于公元 541 年，虽无直接

---

① 节选自作者 2014 年 8 月"海峡两岸药王孙思邈文化论坛"的发言。

史料，但也是有诸多根据的。

仅此，说明了三个问题，一是药王高寿百年以上。二是在中华文明长河中，著名人物很多，学术界对药王生年如此重视，足以说明药王的影响、贡献和地位。三是药王诞生时，中华民族有文字记载的历史已有三千多年；中医药的奠基之作《黄帝内经》诞生也已五六百年；中医发展史上已先后出现了卓有贡献的岐伯、雷公、仓公、扁鹊、华佗、张仲景、王叔和、皇甫谧、葛洪、陶弘景等名医。药王以百四十余寿，经历了稳定与战乱、分裂与统一、衰败与盛世，晚年恰逢贞观之治、永徽之治。这使药王既有战乱分裂的痛苦经历、冷静思考，又有盛唐繁荣开放的广博见识、博大胸怀；既有可资学习的先辈为师，又有学医行医的广泛需求。如此丰富的经历和历史机缘，为古代医家少见。此为天时。

药王故里及晚年居住地汉代祋（duì）祤（yú）、三国泥阳、唐代华原，即今陕西铜川耀州区，有神农氏教民稼穑的姜嫄河、有佛教圣地大香山、古神德寺，是西晋思想家傅玄的故乡，紧邻盛唐夏宫玉华宫，距周秦汉唐政治文化中心、古都长安、咸阳仅一、二百里；药王自周宣帝时（579年），即30岁左右，先后隐居、采药、行医的太白山、终南山一带，及随后的四川峨眉山、河南云台山、王屋山一带，正是当时经济文化社会较为发达、人口相对集中、多种文明交汇区，又是我国南北气候过度带，各种药物资源十分丰富，中医药的传承也有一定基础。此为地利。

药王"幼遭风冷，屡造医门，汤药之资，罄尽家产"，如此家境，使药王对健康及治疗疾病的重要性有了初步认识。药王资质聪颖，"七岁就学，日诵千余言"，被周·洛州总管独孤信称为"圣童"。他对战乱不断、朝代更迭中，"朝野士庶"重小策、耻医术，以至民间"世无良医，枉死者半"深有感触，从而树立了献身医学的信念。自云"十有八而志学于医"，"至于弱冠（20岁），颇觉有悟"。同时"善谈老、庄及百家之说，兼好经典"，直至"白首之年，未尝释卷"。药王对历代名医的著作和经验，审谛覃思；对当时有为者，不论诊治、药物、养生各项，只要有"一事长于己者，不远千里伏膺取诀"。在太白山，药王与"宣真道人"长谈、请教。在峨眉山，与"茂真禅师"同练、同修。还有药王行医问药的河南修武云台山，曾是张仲景行医采药之地，古怀州的地黄、菊花、山药、牛漆素有盛誉；河南济源王屋山，是道教始祖老子修道炼丹之地，唐·道教名师司马承祯受命在此讲经传道，唐高祖、唐太宗都曾在此游山狩猎，杜甫、李白、韩愈、王维、白居易等诗人也先后在此游山吟诗。盛唐时期，唐太宗等多位开明皇帝、达官、名士，对药王赐宅、请随、拜见、垂询。此为人和。

在以上天时朗朗、地利皇皇、人和人事泱泱堂堂的基础上，药王不负中华民族历史上少有的盛唐气象，为中华古代文明和中医药的历史发展，做出了前无古人、启迪后世的重大贡献。一是全面总结、融会贯通、系统阐述了古代医学的医道、医理、医术、医方、医药等各方面成果，成为唐以前医学之集大成者。二是首开"方证同条，比类相附"中医学学术体系，对加强中医辨证论治、对症治疗之医风，发挥了重要作用。（马伯英：《论孙思邈学术思想的历史渊源》）三是总结并系统阐述了中医的功能和医德思想，对确定中医药的重要地位，发挥中医药的重要作用，进一步奠定了基础。四是在养生与治疗、用药与针灸，以及在治疗疑难病、常见病等多方面，有诸多创新与发明，有效丰富了中医药的科学内容。五是以医为基础，集儒、释、道之精华，既广泛集纳本土丰厚经验，又认真研究域外医学成果，堪称我国古代文明交流互鉴的典范。所有这些，凝聚成了药王文化精神的"永恒魅力"。在家乡，在海峡两岸，在世界多个国家，至今让我们受用不尽。

二、"超越时空，跨越国度"的传承与创新

传承与创新，是文明、文化发展的客观规律，也是药王文化精神的内在品格。既是药王文化精神形成的源泉，又是弘扬药王文化精神的前提和基础。耀州药王山现存石碑《唐太宗赐真人颂》："凿开经路，名魁大医，羽翼三圣，调和四时，降龙伏虎，拯衰救危，巍巍堂堂，百代之师。"无论碑刻何人何时，其内容之精确，气势之宏大，传承之恳切，创新之喜悦，正是历史的表达。就药王文化精神的传承与创新，我们分别从学术体系、交流互鉴、高尚品德和远见卓识四个方面来看。

第一，学术体系。药王一生，著作很多，形成了博大精深的学术体系。据《孙思邈医学全书》"孙思邈医学学术思想研究"一文记："孙思邈的著作，根据史书、方志、典籍、道藏、医著、碑石等文献记载约有90余种，其中有近30种左右可以肯定为孙氏著述"，"只可惜大多已佚失，惟有《备急千金要方》和《千金翼方》（以下简称两部《千金》）及部分著作广传于世"。这两部《千金》共60卷，被学术界称为"继张仲景之后，医药学的

又一次大总结，是我国现存最早的一部临床实用的医学百科全书"，"是对我国唐以前的医药学、方剂学、养生学等全方位的概括"（同上），集中体现了药王全面系统的学术体系和广博深刻的学术思想。

先看《备急千金要方》30 卷，首卷"序例"，计有"大医习业""大医精诚""治病略例""诊候""处方""用药""和合""服饵""药藏"九部分。从医学的知识结构、为医行医的品德作风两个基本前提说起，依次讲治病、诊断、处方、用药、和合的基本原则、基本遵循，"服饵"和"药藏"则讲了不同疾病、不同药物的服食方法和日常药物储备。其内容包括了唐以前医学奠基、发展的主要成果；列出了卓有贡献的主要人物。对医家病家都很有针对性。可谓是古代医籍中，医学基础理论、基本知识的经典。二至二十五卷，列"妇人方"上、中、下三卷、"少小婴孺方"一卷于前；接着，依次为"七窍"、"风毒脚气"（是从腿脚生起的多种传染病）、伤寒、五脏六腑、消渴水肿、疔肿痈疽、痔漏疥癣、解毒杂治和备急。二十六至三十卷，专列食治、养性、平脉和两卷针灸。以上可见，妇为人之母，无妇则无人；婴为人之初，从小看到老。药王分"求子""虚损""补益"，详解妇人疾病，又细述小儿健康，再从表及里，从易到难，从轻到重，从缓到急，最后归于平日饮食、养性和药针并用之法。

再看《千金翼方》30 卷，首列"药录纂要"，对采药时节、药名、地道药材产地和处方分类，作了详细阐述，成为中药学理论的基础。同时，分"本草"上、中、下三卷，对 800 余种药物分玉石、草木、人兽、虫鱼、果蔬及有名未用、唐本草拾遗等部，逐一介绍。其规模与精细，实为古代医籍少见。而后，是三卷"妇人"，两卷"伤寒"，继而为"小儿""养性""辟谷""退居""补益"，又详述了"中风""杂病""万病""飞炼"和"疮痈"，最后，结于脉诊、针灸和"禁经"。

药王的两部《千金》，各卷各节大都有"论曰""经言""张湛曰""黄帝曰""黄帝问于岐伯曰""扁鹊曰""仲景曰""嵇康曰""抱朴子曰""华佗曰""魏武与皇甫隆令曰"等等，这些论述几乎涵盖了古代中医药理论的主要内容。在撰著《备急千金要方》时，药王尚未找到张仲景的主要著作《伤寒论》，就此，药王还专写了一笔，留作遗憾；20 多年后撰著《千金翼方》，专列九、十两卷，将其认真订正，收入其中。钱超尘教授就此深做考证，称其为"唐本""药王本"《伤寒论》，在中医文献传承中，有重要意义。这些都说明，药王对先辈医家的继承、传承是十分重视、十分全面的。

同时，两部《千金》的体例，结构严谨，各放异彩又浑然一体，这本身就是创新。两部《千金》的具体内容，我们以方、药为例：在唐以前的医籍经典中，《内经》载方13首，"方书之宗"《伤寒论》载方113首，葛洪《肘后方》最多集纳1060首。而药王的《备急千金要方》载5300余首，《千金翼方》载2900余首，合计8200余首。去掉两书少数重复，也为古代方书之最。占迄今为止三万余首经方的四分之一。药王以方带药，有纲有目，分门别类，在《神农本草经》的基础上，从品种到分类，都有很大发展；对每一类疾病的论述，将病症和辨证、药、方结合起来，"方正同条，比类相附"，实属前所未见。所以，两部《千金》，从体例到内容，又充满创新精神。

第二，交流互鉴。习近平总书记说："文明因交流而多彩，文明因互鉴而丰富。文明交流互鉴是推动人类文明进步和世界和平发展的重要动力。"药王文化精神正是如此。如前所说，药王不仅在古代医学领域有卓越的继承创新，对中华文明其它领域和域外人类文明成果也有杰出的交流互鉴。

首先是与中华文明其他成果的交流互鉴。《备急千金要方》开头的"大医习业"，是说作为一名医家，应该具有的知识结构。药王在逐一列举了古代医典和名医的诸部经方之后强调：又须"妙解阴阳"、"涉猎群书"。明确指出，"若不读五经（即《易经》《诗经》《尚书》《礼记》《春秋》），不知有仁义之道。不读三史，不知有古今之事。不读诸子，睹事则不能默而识之"。"不读《内经》，则不知有慈悲喜舍之德。不读《庄》《老》，不能任真体运"，以至"五行休王、七耀天文，都要"具而学之"。

在《黄帝内经》中，先后三次强调，承担治病救人的医家，不仅要熟读医书，还必须"上知天文、下知地理、中知人事"，药王把它具体化了。广东老一辈散文家秦牧，告诫青年人，成才就要编织一张知识之网；一千多年前，药王在《备急千金要方》中提出的，正是一张古代的知识之网。药王是这样要求的，更是这样做的。他对易学的精深通变，对儒家的仁义道德、对佛家的慈悲为怀、对道家的道法自然，既明达了悟，又和而不同，为我们树立了古代中华文明各学科交流互鉴的典范。

再是与域外医学及文明成果的交流互鉴。"地水火风"，是印度传统医学诊断疾病的基本概念、基本原理，现在仍在运用；在藏医中，发展成"地水火风空"，是印度医学和我国藏医学诊断疾病的重要原理。药王在《备急千金要方》一卷的"候诊"中，把这一原理与中医学的脉诊、望诊和五行学说结合起来，作了生动叙述："地水火风，和合成人。凡人火气不调，举身蒸热；风气不调，全身强直，诸毛孔闭塞；水气不调，身体浮肿，气满喘粗；土气不调，四肢不举，言无音声。火去则身冷，风止则气绝，水竭则无血，土散则身裂，然愚医不思脉道，反治其病，使脏中五行共相克切，如火炽燃，重加其油，不可不慎。"并指出，人的健康，在于"四气合德，四神安和"。如果"一气不调，百一病生。四神动作，四百四病同时俱发"。还进一步指出："一百一病，不治自愈；一百一病，须治而愈；一百一病，难治难愈；一百一病，真死不治。"这样的分析，又对印度医学丰富了内容。

同样，在《备急千金要方》的二十七卷"按摩法"中，与"老子按摩法"相结合，介绍了"天竺国按摩""婆罗门法"，为中医按摩治疗增添了新内容，其中的原理和多个动作在今天中医推拿按摩中仍在运用。在《千金翼方》中，药王在"二十一卷·万病"一节，详细介绍了"阿伽陀丸"和"耆婆治恶病方十一首，论七首"。同时，除医论、医方以外，两部《千金》吸收的外来药物有几十种，还对每味药的药性、用法作了明确说明。

药王的两部《千金》，在国外产生了重大影响。据专家考证，《备急千金要方》问世后，就传到了日本。北宋时期，日本编成了本国汉医著作《医心方》。其中，直接、间接引用《备急千金要方》1273 条，共 480 处。其序言，中心内容就是《备急千金要方》一卷的"大医习业"和"大医精诚"。日本学者说：日本的很多医学著作，都离不开《备急千金要方》，甚至没有《备急千金要方》，就读不到日本的《医心方》了。有的说，"中国医学传到日本，影响最大的是唐代孙思邈的著作"。日本现在，仍藏有《备急千金要方》宋刻本，日本《要方》研究会理事长小山宽二把药王的《备急千金要方》，称为"东方医学圣典"。他说："其珍贵的北宋本，作为世界一项唯一的文化遗产之一，"保存至今，"这确是历史的奇迹"。研究会顾问曼殊景嘉则称赞《备急千金要方》"是蓝天上的一颗孤星，人类的至主"。日本政府把《备急千金要方》宋版影印本作为他们的"国宝"，赠送到访的国家元首和重要使节。我国首任驻日符浩大使，赠药王山的一部，就是其中之一。1974 年，日本《每日新闻》也精工复制了《备急千金要方》，每套售价 1200

美元，很快销售一空（《中医文献杂志》1995年，第1期14页）。1955、1956、1974、1982年，我国大陆和台湾先后影印了两部《千金》，通行世界各主要国家，其中在我国台湾的《备急千金要方》，是为另一非常珍贵的版本——明刊本《孙真人备急千金要方》，现藏于国立台湾图书馆。

药王以自己的广博见识与胸怀，在盛唐开放与包容的历史中，为中医药与域外医学和文明成果的交流互鉴作出了卓越贡献。

第三，高尚品德。"从德向善""积善成德""明德惟馨"，是中华文明、文化的优良传统。习近平总书记说："国无德不兴，人无德不立，一个民族、一个人能不能把握自己，很大程度上取决于道德价值"。药王一生的丰厚学识、伟大贡献，是与其具有的高尚品德密切相关的。一千多年来，一直受到各界人士、万民百姓的推崇与敬仰。上世纪改革开放初期，药王山刻立了十通药王"医德碑"，正是家乡人民对先祖药王高尚品德志心崇奉的表达。北京中医药大学每届学生毕业，都要集体背诵药王的"大医精诚"，场面十分感人。

药王的高尚品德，集中表现在他的著作和修为中。不少学术界专家认为，药王的《备急千金要方》"序"和"大医精诚"，所表达的医德思想，足可与古希腊医学先圣希伯克拉第的"医学誓言"相媲美，其内容更全面、更深入。统而观之，有五个特点。

一是珍惜生命。药王继承了《黄帝内经》"天覆地载，万物悉备，莫贵于人"的重要思想，明确提出"人命至重，有贵千金"，将人的生命称为世间"至贵之重器"，称救人一命，"德逾于此"，是人世间的最高道德。告诫人们"多用生命以济危急"，"不得于性命之上，率尔自逞俊快，邀射名誉，甚不仁矣！"以至说到："虽曰贱畜贵人，至于爱命，人畜一也"。这是药王高尚品德的基础。

二是价值取向。药王明确不赞成当时"朝野庶士，咸耻医术，多教子弟诵短文，构小策，以求出身之道"的风气；明确不赞成当时"竞逐荣势，企踵权豪，孜孜汲汲，惟名利是务"的现象；明确主张："君亲有疾不能疗之者，非忠孝也。"药王七岁学习文化，十八岁立志学医，二十岁已有所悟。药王学医，只要有"一事长于己者，不远千里伏膺取诀"；药王治病，更是"一心赴救"。但是，隋唐两朝三代皇帝下诏赐官，药王却都固辞不受，终生为医并大成。这样的人生价值取向，确实让人敬佩不已。

三是平等向善。药王为人处事，主张平等，一心向善。他提出，为医，必须认真体悟"五经"的"仁义之道"，把"慈悲喜舍之德""大慈恻隐之心"，"誓救寒灵之苦"作为医家的"安神"居所，"定志"根基，"不得瞻前顾后，自虑吉凶"，"不得恃己所长，经略财物"。特别是对待病人，"不得问其贵贱贫富，长幼妍媸，怨亲善友，华夷愚智，普同一等，皆如至亲之想。"在一千多年前，能够如此不分贫富贵贱，不论长幼美丑，不计恩怨亲疏，无论是汉族，还是少数民族，是华人还是外国人，是聪明还是愚昧，都能"普同一等"，像对亲人一样为病人治疗。其平等待人、大善之德实在难能可贵。

四是尽职尽责。药王继承和发扬了中国古代知识分子的光荣传统，为社会、为事业、为百姓"立德、立功、立言"，恪尽职守，堪称典范。药王总结实践经验，系统提出了"医德"思想，这是药王高尚品德的代表。他精于医道，洞悉四季天时、五方地理之枢机；他明于医理，深知"病有内同而外异，亦有内异而外同"的奥秘；他医术高超，对病人"五脏六腑之赢虚，血脉营卫之通塞"，以至"寸口关尺的浮沉弦紧""腧穴流注的高下深浅""肌肤筋骨的厚薄刚柔"，都了然于心。他广纳方剂，锱铢审谛覃思；他遍山采药，百草四气五味。包括各种药物的产地、部位、采药时机和炮制，以上所有，都为后人留下了两部《千金》，这个无价之宝。

另外，皇帝赐官，药王固辞不受，但下诏整理针灸，药王却尽心尽意，绘制出了中医史上首部"明堂三人图"，开创了针药结合、发展中医药事业的新路。药王一生，医人无数。他所治愈的疾病，治疗所用的方法，包括了中医学科的方方面面。尤其是他提出的养生思想，至今渗透在我们民族的衣食住行之中。药王的一生，都贡献给了一撇一捺的人。诗说："千金方救万人活，宵鼓年年拜药王"，确为应当。

五是注重修为。药王的高尚品德，是实践的，具体的，体现在日常行为之中。首先是勤学、博学，不远千里求学，及至白首，未尝释卷；不断完善自己的知识结构，不断提高自己的能力和水平。不可想象，一个浅尝辄止、固步自封的人，能够成为学问大家。药王所处的年代，交通和信息交流，远不如现在。他足迹遍中原，都需跋山涉水、步履劳顿；他拜访高人贤人，都需四方寻觅、以诚相待；他博采众方、遍寻妙药，都需专心留意，时时记载。药王的两部《千金》，计140多万字，也都需信仰在身、句句斟酌、字字写来。药王历经磨难，又高寿一百四十有余，是与药王日常修为、严谨修为、高尚修为密切相关的。做到这些，是最难最难的，药王却都做到了

第四，远见卓识。药王的远见卓识，体现在许多方面，仅以药王对中医功能、职能的阐述为例。它直接关系到中医药科学的地位和作用。关于中医药的功能、职能，最早始见于春秋战国时期的《国语·医和视平公疾》："上医医国，其次疾人，固医官也"。在《黄帝内经》的《灵枢·师传篇》中，表述为"上以治民，下以治身，使百姓无病，上下和亲"，及"治民与自治，治彼与治此，治小与治大，治国与治家"等。时过五、六百年，药王在《备急千金要方》"诊候第四"中，完整的表述为"古之善为医者，上医医国、中医医人、下医医病。又曰，上医听声，中医察色，下医诊脉。又曰，上医医未病之病，中医医欲病之病，下医医已病之病"。

在这里，药王虽然用了"上、中、下"三个价值概念，但与《国语》、《内经》和药王"诊候"全文联系起来，主要还是对中医功能、作用的逻辑表达。即中医一可医国、二可医人、三可医病。中医治病，既要听声，又要察色，还要诊脉。中医可治未病，可治欲病，可治已病。这是药王在《国语》和《内经》论述的基础上，从三个层次，对中医功能、作用的系统说明。

第一个层次，说明中医的医道、医理与中华传统文明中的治国之道、为人处事之道是相通的，正是中医认识人与自然、人与社会相互关系的基本要求；正是总书记所说，"中医是打开中华文明宝库的钥匙"的深刻内涵，包含着"一人之身，一国之象"的丰富内容。第二个层次，与药王在"大医精诚"中所说的中医治病，"惟用心精微"，"必先诊候以审之"相呼应，饱含着中医"整体观念""辨证论治"的基本特征。第三个层次，是说中医对人的"未病""欲病""已病"等生命的各种状态都有重要作用。

中医同时具有这些功能，在中华文明的各个分支中是唯一的。药王的说明，是对《国语》和《内经》相关思想的重要继承和发展。对人们正确认识中医，正确认识中医药科学的地位和作用具有重要意义。

三、推动文明进步的当代价值

药王文化精神和中医药科学"超越时空、跨越国度"的"永恒魅力"，决定了它必然具有十分普遍、十分重要的"当代价值"。我们从四个方面，

简要做一说明。

第一，必然在实现民族复兴的百年梦想，实现两个一百年宏伟目标中，发挥重要作用。自 2010 年 6 月和党的十八大以来，习近平总书记在多次讲话中，阐述中医药理论，运用中医药理论和观点阐述治国理政的重大问题。总书记的重要论述是党和国家治国理政指导思想的重要组成部分。涉及政治、经济、文化、环境、外交和干部队伍、党风廉政建设方方面面。充分体现了我们党对中华文明和中医药理论的深刻把握和高度重视。同时也说明，在实现民族复兴的百年梦想，实现两个一百年宏伟目标中，中医药科学的重要时代价值。

学习总书记讲话，贯彻中央精神，国务院制定了《中医药事业发展"十二五"规划》。要求中医药工作一定要融入国家经济建设大局，为加快转变经济发展方式、推动经济发展作贡献；融入国家文化建设大局，为扎实推动社会主义文化强国建设作贡献；融入国家社会建设大局，为改善民生和加强社会建设作贡献；融入国家生态文明建设大局，为大力推进生态文明建设作贡献等等。这些足以说明中医药在国家发展大局中所具有的重要作用。

第二，必然在坚守我们的核心价值体系，加强核心价值观建设中发挥重要作用。总书记在与北大师生座谈时说："对一个民族、一个国家来说，最持久、最深层的力量是全社会共同认可的核心价值观。"对我们倡导的核心价值观，总书记从国家、社会和个人三个层面作了详细论述。药王的文化精神和中医药体系，以人的生命为主题，与人人有关；其治国、治人、治病的三项功能，与国家和社会，与家庭和个人密切相关；其深邃的哲学智慧、系统的各代医学总结、高尚的医德思想，整体辨证、和合包容的思维方式，都是核心价值观的精神追求、文化基因，都是我们的优良传统。必然在加强核心价值观建设中具有重要的传承、借鉴和指导作用。

第三，必然在以人为本，提高人民群众的生命质量、生活水平中，发挥重要作用。以人为本，最主要的，是以人的生命为本。这是马克思恩格斯分析历史，反复强调的"第一个前提"，"第一个需要确定的事实"。人的身体健康、精神健康，身心健康，是人一切活动的基础。药王重视人的生命，重视人的健康，重视人的身心修养，对人与自然、人与社会的关系，从人的孕育、出生、成长到老年，从人的未病、欲病、已病到养生，系统分析，系统研究，留下了宝贵财富。对这些，我们海峡两岸的中医药工作者要通力合作，深入挖掘、阐释，推广应用，创新提高，这既是对药王精神的继承，又具有重要的当代价值。

第四，必然在推进地方经济社会发展中发挥重要作用。药王的家乡长期以来，和全国各地一样，为翻身解放奋斗，为摆脱贫穷努力。今天，在实现民族伟大复兴的历史进程中，市委、市政府抓住机遇、发挥优势、及时转型，把富裕、文明、健康、养生作为目标，很有见识。这正是药王和历代先贤的向往，也正是今天父老乡亲、全市百姓的期盼。药王的文化精神，必将为我们提供新的前进动力；药王的高尚品德，必将成为我们修身、处事、学习、成长的榜样；药王创造的医学宝库，也必将成为我们开拓创新的丰厚资源。过去，药王面对历史，作出了超越时空、跨越国度、富有永恒魅力的巨大贡献，今天，我们面对时代，也一定会为百姓为国家创造新的业绩，与全国一道，实现民族复兴的百年梦想。

对药王孙思邈思维方式的一点认识

——学习"行方智圆心小胆大论"的体会①

（2017 年 9 月 1 日）

党的十八大以来，习近平总书记多次强调要努力学习掌握科学的思维方法，并在多次重要讲话中，着重强调了辩证思维、战略思维、历史思维、创新思维、法治思维、系统思维和底线思维等思维方式。这些科学思维方式本身具有内在联系，并构成了一个有机整体，对增强各项工作的科学性、预见性、主动性和创造性有重要意义，是广大党员、干部干事创业的有力思想武器。

中医药学是中国古代科学的瑰宝，是打开中华文明宝库的钥匙。中医药学在几千年的历史发展中，形成了特色鲜明、系统科学的思维方式。李经纬教授和张志斌博士主编的《中医学思想史》一书，其内容正如王永炎院士所说："以阐述中医学思想发展的历史轨迹为主线，对影响和指导中医学发展的哲学思想、方法论思想，以及中医学赖以建立的基本概念、范畴、原理、原则的发展历史做了系统、全面的研究。"在张其成教授、程雅君博士分别主编的《中医哲学基础》和《中医哲学史》中，张其成教授则把中医学的思维方式概括为"象数思维""整体思维""变易思维""中和思维""直觉思维""虚静思维""顺势思维""功用思维"8 种。这些都说明在治国理政和中医药学基础理论的学习、研究和普及中，重视中医药学的思维方式是很重要的。

在陕西铜川耀州药王山药王大殿的献殿上，挂着当代书法家书写的一幅横匾，上书"智圆行方"四个大字。在药王洞正门两侧，则精心书写着一副对联："胆欲大心欲小；智欲圆行欲方。"这是对药王中医学思想的重要概括，是药王高尚精神的生动体现；也是药王孙思邈对中医药学思想史的重要贡献，是对中医药学思维方式、行为方式的高度提炼。

五代东晋唐昫在《旧唐书》中引述说："思邈曰：'胆欲大而心欲小，

---

① 本文为作者参加"第三届孙思邈中医药文化节"的论文。

智欲圆而行欲方'。《诗》曰：'如临深渊，如履薄冰'，谓小心也……'赳赳武夫，公侯干城'，谓大胆也……'不为利回，不为义疚'，行之方也……'见机而作，不俟终日'，智之圆也。"无独有偶，在《易经》《诗经》《论语》和《道德经》中都有这样的思想。将中华文明古代经典的思想与中医药学理论和临床结合起来，形成"行方智圆心小胆大"的系统认识，是药王孙思邈的首创。明末医家李中梓在他的《医宗必读》中，结合自己对中医经典的理解和临床体会，就"行方智圆心小胆大"专门做了论述。

所以说，"行方智圆、心小胆大"是对药王的中医学思想的高度概括，是药王高尚精神和思维方式的生动体现，也是药王孙思邈对中医药学思想史的重要贡献，是对中医药学思维方式的高度提炼。主要基于以下认识：

一、生动体现了中医药学"天人相应"的深邃智慧

"天人合一""天人相应"，是中华文明的大智慧。习近平总书记在与北京大学师生座谈有关于中华文明和核心价值观建设时，引用了 20 条中华文明中的经典论述，第一条是"民为邦本"，第二条就是"天人合一"。国学家钱穆先生寿高百余，集八十多年学术生涯所著最后一篇学术文章《我对中国传统文化的感悟》中说，他对中华文明的"彻悟"就是"天人合一"，说这是中华文明最高贵处、最伟大处。甚至说到，这是人类文明最后的归宿。

在中医药学基础理论中，"天人合一""天人相应"，是贯穿始终的主线和基石。《黄帝内经》不仅提出了"人与天地相参，与日月相应也（《灵枢·岁露》)"的命题，并引述上古经典《太史天元册》中所论述的："太虚寥廓，肇基化元，万物资始，五运终天，布气真灵，揔统坤元，九星悬朗，七曜周旋，曰阴曰阳，曰柔曰刚，幽显既位，寒暑弛张，生生化化，品物咸章。"阐述了宇宙万物、天地星辰的起源、状态，并运用象数法、比类法、实证法、观察法等多种形式，将天地自然和人的生长壮老已、五脏六腑、四肢百骸、气血津液、经络腧穴及中医的养生、诊断、治疗密切结合，既形成了特色鲜明的中医药学说，又体现出中医药学特有的思维方式。

例如，在《灵枢·邪客》载："黄帝问于伯高曰：愿闻人之肢节，以应天地奈何？伯高答曰：天圆地方，人头圆足方以应之。天有日月，人有两目；地有九州，人有九窍；天有风雨，人有喜怒；天有雷电，人有音声；天

有四时，人有四肢；天有五音，人有五脏；天有六律，人有六腑；天有冬夏，人有寒热；天有十日，人有手十指；辰有十二，人有足十指、茎、垂以应之，女子不足二节，以抱人形；天有阴阳，人有夫妻；岁有三百六十五日，人有三百六十五节；地有高山，人有肩膝；地有深谷，人有腋腘；地有十二经水，人有十二经脉；地有泉脉，人有卫气；地有草蓂，人有毫毛；天有昼夜，人有卧起；天有列星，人有牙齿；地有小山，人有小节；地有山石，人有高骨；地有林木，人有募筋；地有聚邑，人有胭肉；岁有十二月，人有十二节；地有四时不生草，人有无子。此人与天地相应者也。"

同时，在《黄帝内经》中，屡屡谈到"黄帝坐明堂"，蕴含了中医药学"天人相应""天圆地方"的深意。卓廉士教授在他的《中医感应、术数理论钩沉》一书中指出："明堂取'天圆地方'之象……'上圆下方'取象于天圆地方……明堂是一个时空合一的宇宙模型……黄帝坐明堂，始正天纲，临观八极，考建五常……此皆阴阳表里上下雌雄相输应也，而道上知天文，下知地理，中知人事，可以长久，以教众庶，亦不疑殆，医道论篇，可传后世，可以为宝。"

卓廉士教授除深解《黄帝内经》的论述外，还大量引用了《周礼·考工记·匠人》《桓子新论》《淮南子·主术训》《大戴礼记》《汉书·艺文志·郊祀志》《三辅黄图》《孔子家语·观周》等古代典籍的相关论述。这说明中医药学"天人相应""天圆地方"的思想，与中华文明中的认识是融为一体的。

药王孙思邈在《备急千金要方》《千金翼方》中多处详述此道，并常有发挥。

如在《备急千金要方》卷一《续论·论治病略例》中："故曰：夫二仪之内，阴阳之中，唯人最贵。人者，禀受天地中和之气，法律礼乐，莫不由人。人始生，先成其精，精成而脑髓生。头圆法天，足方象地，眼目应日月，五脏法五星，六腑法六律，以心为中极。大肠长一丈二尺，以应十二时；小肠长二丈四尺，以应二十四气；身有三百六十五络，以应一岁；人有九窍，以应九州；天有寒暑，人有虚实；天有刑德，人有爱憎；天有阴阳，人有男女；月有大小，人有长短。"

紧接着，药王将这种"相应"运用于病因病机和诊断："所以服食五谷不能将节，冷热咸苦更相抵触，共为攻击，变成疾病。凡医诊候，固是不易，又问而知之，别病深浅，名曰巧医。仲景曰：凡欲和汤合药，针灸之法，宜应精思，必通十二经脉，辨三百六十孔穴荣卫气行，知病所在，宜治之法，不可不通。古者上医相色，色脉与形不得相失，黑乘赤者死，赤乘青者生。中医听声，声合五音，火闻水声，烦闷干惊；木闻金声，恐畏相刑。脾者土也，生育万物，回助四旁，善者不见，死则归之，太过则四肢不举，不及则九窍不通，六识闭塞，犹如醉人。四季运转，周而复始。下医诊脉，知病源由，流转移动，四时逆顺，相害相生，审知脏腑之微，此乃为妙也。"

这里的"此乃为妙也"，足以看出药王对"天人相应""天圆地方""头圆足方"的深悟和赞同。

在《千金翼方》卷第二十九、第三十的"禁经"中，药王又数次说到"天之所圆，地之所方，受天可以长生……六甲九章，天圆地方；四时五行，青赤白黄；太一为师，日月为光……天圆地方，六律六章，神符烧香，灾厄消亡。"

可见，药王孙思邈从"大医习业"到"大医精诚"，从《备急千金要方》到《千金翼方》，历经百余年，"行欲方而智欲圆，心欲小而胆欲大"的思想一直贯穿始终，这是药王中医药学思维方式、行为方式的高度概括，它将中华文明和中医药学"天人合一""天人相应""天圆地方"的深邃智慧紧密结合；它将中华文明与中医药学的理论、临床密切结合，是中医理论的根基，也是中医临床的要旨。

二、生动体现了药王孙思邈《大医精诚》的核心思想

思维方式是人们思考问题、认识问题的根本方式。集中展现了人的思维品格和思想水平，是人在思维活动中最深层、最稳定、最本质、最重要的内容。以明·李中梓在《行方智圆心小胆大论》的阐述为例。

全文如下（共456字）：

行方智圆心小胆大论

"孙思邈之祝医者曰：行欲方而智欲圆，心欲小而胆欲大。嗟乎！医之神良，尽于此矣。宅心醇谨，举动安和，言无轻吐，目无乱观，忌心勿起，贪念罔生，毋忽贫贱，毋惮疲劳，检医典而精求，对疾苦而悲悯，如是者谓之行方。禀赋有厚薄，年岁有老少，身形有肥瘦，性情有缓急，境地有贵贱，风气有柔强，天时有寒热，昼夜有重轻，气色有吉凶，声音有高下，受

病有久新，运气有太过不及，知常知变，能神能明，如是者谓之智圆。望、闻、问、切宜详，补、泻、寒、温须辨，当思人命至重，冥报难逃，一旦差讹，永劫莫忏，乌容不慎，如是者谓之心小。补即补而泻即泻，热斯热而寒斯寒，抵当承气，时用回春；姜附理中，恒投起死，析理详明，勿持两可，如是者谓之胆大。四者似分而实合也。世未有详谨之十，执行法以伤人；灵变之人，败名节以损己；行方者智必圆也。心小则惟惧或失，胆大则药如其证，或大攻，或大补，似乎胆大，不知不如是则病不解，是胆大适所以行其小心也。故心小胆大者，合而成智圆；心小胆大智圆者，合而成行方也。世皆疑方则有碍乎圆，小则有妨乎大，故表而出之。"

李中梓这篇文论开宗明义："孙思邈之祝医者曰：行欲方而智欲圆，心欲小而胆欲大。"可以说，这是孙思邈对后世医家的嘱咐，并指出：凡医术高明、品行良好的医生，做到这些，方为"大医精诚"。

接着，李中梓**首讲"行方"**："宅心醇谨，举动安和，言无轻吐，四目无乱观，忌心勿起，贪念罔生，毋忽贫贱，毋惮疲劳，检医典而精求，对疾苦而悲悯，如是者谓之行方。"

"行方"共十条：一是用心纯正、仁义、严谨；二是举动和蔼、稳重、端详；三是言无轻狂妄语、信口开河；四是目不左顾右盼、东张西望；五是不起嫉妒心；六是没有贪图心；七是不要看不起贫贱之人；八是不要因自己疲劳而轻慢病人；九是对医典要精益求精；十是疾苦要有悲悯之心。这样从动机到举止；从言语说话到眼神；从对别人不要有嫉妒心到自己不要有贪图之念；从不要忽视、下观贫贱之人到不要怕疲劳而不"一心赴救"、轻慢病人；从认真精求医典到对病人疾苦深怀悲悯之心。这些具体的内容，不仅是医家，就是各行各业的平常人，也都是应该遵循的。

次论"智圆"："禀赋有厚薄，年岁有老少，身形有肥瘦，性情有缓急，境地有贵贱，风气有柔强，天时有寒热，昼夜有重轻，气色有吉凶，声音有高下，受病有久新，运气有太过不及，知常知变，能神能明，如是者谓之智圆。"

这里共列举了十二种情况，将中医药学"天人相应""身心合一"的理念，根据不同对象、不同时间，不同职业、不同体质、不同禀性与中医药学的病因病机学说密切结合，灵活运用，以求知常知变，才能取得最好的诊断治疗效果。

三谈"心小"："望、闻、问、切宜详，补、泻、寒、温须辨，当思人命至重，冥报难逃，一旦差讹，永劫莫忏，乌容不慎，如是者谓之心小。"

这是讲诊断，是病人求医中的关键环节。所以，望、闻、问、切四诊合参，必得详察；八纲、脏腑、六经、气血津液辨证，必得细辨。望神、色、形、态；闻声、嗅味；问与疾病相关的各种情况；脉象有 24 种；用药有四气五味、十八反、十九畏等。正如《素问·阴阳应象大论》所说："善诊者，察色按脉，先别阴阳；审清浊，而知部分；视喘息，听音声，而知所苦；观权衡规矩，而知病所主。按尺寸，观浮沉滑涩，而知病所生以治；无过以诊，则不失矣。"也如药王孙思邈在《备急千金要方·诊候》所说："夫欲理病，先察其源，候其病机。五脏未虚，六腑未竭，血脉未乱，精神未散，服药必活。若病已成，可得半愈。病势已过，命将难全。"并指出，"若不加心用意，于事混淆，即病者难以救矣"。所以，必须谨记"人命至重"，不能有丝毫差错，应当十分仔细，十分认真，十分小心。

四说"胆大"："补即补而泻即泻，热斯热而寒斯寒，抵当承气，时用回春；姜附理中，恒投起死，析理详明，勿持两可，如是者谓之胆大。"

这是讲治疗。就是在心正、理正、细诊、详察的基础上，要有决断，不能模棱两可。虚实寒热判断清楚，归经补泄大胆用药。像张仲景《伤寒论》的抵当汤（水蛭、虻虫去翅足各三十个、桃仁二十个，大黄三两），适用于活血祛瘀；像《伤寒论》中的大承气汤（大黄、厚朴、枳实、芒硝四味），小承气汤（大黄、厚朴、枳实三味），还有调胃承气汤、复方大承气汤，均是大寒泻下，却适用于不同程度的热结积实证；像姜附理中丸（人参、白术、干姜、甘草、黑附子五味），为温中祛寒药，适用于不同类型的中焦虚寒证。这些都是经典药方，看准了，大胆使用，就会起死回生，药到病除，收到良好效果。

五是李中梓的总结："四者似分而实合也。世未有详谨之十，执行法以伤人；灵变之人，败名节以损己；行方者智必圆也。心小则惟惧或失，胆大则药如其证，或大攻，或大补，似乎胆大，不知不如是则病不解，是胆大适所以行其小心也。故心小胆大者，合而成智圆；心小胆大智圆者，合而成行方也。世皆疑方则有碍乎圆，小则有妨乎大，故表而出之。"

李中梓的总结主要说明："行方""智圆""心小""胆大"，"四者似分而实合"，是融为一体的。他指出：人世间没有十分平和认真的人，会草率行医伤人；人世间那些机巧善变的人，名节败坏，必然即损人又损己；因为"行方"和"智圆"是一致的。仅有小心则会有畏惧，造成失误；仅有胆大，虽然临证用药，但没有详细斟酌，就会简单大泄、大补，也难以取得好的疗效。所以，胆大是以心小为前提的。总之，心小胆大合而成智圆，心小胆大智圆合而成行方。"行方"是起点，又是结果。也就是说，最重要的是看行动，看实践。

李中梓还指出，世人常常把"行方"与"智圆""心小"与"胆大"对立起来，所以有必要将其中的道理说清楚。

三、从"行方智圆心小胆大"看药王孙思邈思维方式、行为方式的杰出品格

一是"天人相应"的哲学品格。

如前所述，药王孙思邈所嘱"行欲方而智欲圆，心欲小而胆欲大"，及药王一系列对中医药学的论述，这都与中华文明和中医药学"天人合一""天人相应"思想密切相通。以至于在《备急千金要方》《千金翼方》的"序言"中，还一再强调："嘿策天机，全生之德为大。"并引用老子的话："人行阳德，人自报之；人行阴德，鬼神报之。人行阳恶，人自报之；人行阴恶，鬼神害之。寻此二途，阴阳报施岂诬也哉。"这说明，药王终生感悟、奉行和嘱咐的"行方""智圆""心小""胆大"，都是循天道而为之，是不应该违背的。

二是"以德为先"的高尚品格。

《灵枢·本神》说："天之在我者德也，地之在我者气也，德流气薄而生者也。"李中梓在阐述药王倡导的"行方"时，涉及心、语、神、态等多个方面。谈到心，说到要有深怀仁慈心、悲悯心，不要有嫉妒心、贪妄心；谈到言语，要"言无轻吐"；谈到神态，要"举动安和，目无乱观，毋忽贫贱，毋惮疲劳"，强调"检医典而精求，对疾苦而悲悯"。每一条内容，在药王的《大医精诚》中，都有详细论述。正如药王所说，医为"仁心仁术"，而药王正是神圣楷模、"百代之师"。

三是"精益求精"的学术品格。

在《黄帝内经》"天覆地载、万物悉备、莫贵于人"的思想基础上，孙思邈进一步提出"人命至重，有贵千金，一方济之，德逾于此"。由这个基

本认识出发，药王在回顾中医药的历史、阐述中医药的意义的基础上，将中医药称为维护人生命的"至贵之重器"，展示出精益求精的学术品格。

一方面，对广大群众，药王列举了张仲景曾指出的从汉代到隋唐时期，社会上不重视医学、不精求医术的各种表现："张仲景曰：当今居世之士，曾不留神医药，精究方术，上以疗君亲之疾，下以救贫贱之厄，中以保身长全，以养其生。而但竞逐荣势，企踵权豪，孜孜汲汲，唯名利是务，崇饰其末，而忽弃其本，欲华其表而悴其内，皮之不存，毛将安附？进不能爱人知物，退不能爱躬知己，卒然遇邪风之气，婴非常之疾，患及祸至而后震栗。身居厄地，蒙蒙昧昧，蠢若游魂，降志屈节，钦望巫祝，告究归天，束手受败。百年之寿命，将至贵之重器，委付庸医，恣其所措，咄嗟喑呜，厥身已毙，神明消灭，变为异物，幽潜重泉，徒为涕泣。夫举世昏迷，莫能觉悟，自弃若是，夫何荣势之云哉。"

药王对此谆谆期望："余缅寻圣人设教，欲使家家自学，人人自晓……永为家训……君亲有疾不能疗之者，非忠孝也。"

另一方面，对医生和医学学习，反复强调"博极医源，精勤不倦"，"留神医药，精究方术"。药王指出："夫经方之难精，由来尚矣。今病有内同而外异，亦有内异而外同，故五脏六腑之盈虚，血脉荣卫之通塞，固非耳目之所察，必先诊候以审之。而寸口关尺有浮沉弦紧之乱，经穴流注有高下浅深之差，肌肤筋骨有浓薄刚柔之异，唯用心精微者，始可与言于兹矣。今以至精至微之事，求之于至粗至浅之思，其不殆哉！若盈而益之，虚而损之，通而彻之，塞而壅之，寒而冷之，热而温之，是重加其疾而望其生，吾见其死矣。故医方卜筮，艺能之难精者也。既非神授，何以得其幽微。世有愚者，读方三年，便谓天下无病可治；及治病三年，乃知天下无方可用。故学人必须博极医源，精勤不倦，不得道听途说，而言医道已了，深自误哉。"

可见，药王孙思邈对精求医术，期盼之真切，用心之良苦。

四是"'行方'为要"的实践品格。

在李中梓的《行方智圆心小胆大论》中，首论"行方"，结论同样是"故心小胆大者，合而成智圆；心小胆大智圆者，合而成行方也"。"行方"是贯穿始终的。这是因为，中医药学的主题是人的生命，中医药学的对象是活生生的人。马克思说，人类社会的存在和所有活动，人是第一个前提，第一个需要确认的事实，就是有生命的个人存在。人的生命存在的客观性、社会性，必然决定了中医药学的思维方式和行为方式所具有的实践品格。也客观地决定了以人为对象、以维护人的生命健康为目的中医药学必然是"以德为先"。在这里，"天人相应""以德为先""精益求精"和"行方为要"的品格在实践基础上融为一体，形成了孙思邈特色鲜明的思维方式和行为方式。

总之，"行方、智圆、心小、胆大"是构成药王孙思邈思维方式的四个主要方面。这四个方面融为一体，从不同角度生动地反映了药王在将近一个半世纪的生命里程中，为天地立心，为生民立命，为往圣继绝学，为百代传医道的理论和实践，实现了唐以前中医药学之集大成，首次提出了"大医精诚"的系统思想，首次提出了对中医药学"欲使家家自学，人人自晓""永为家训"等重要思想。其中，药王提出并践行的中医药学"行方智圆心小胆大"的科学思维方式、行为方式，更是药王对中医药学、对中医药思想史、哲学史的重要贡献。药王的这些重要思想，在过去发挥了重要作用，在今天，在中医药学创新发展、"天时、地利、人和"的大好形势下，必然会发挥更大的作用。

《黄帝内经》对"人"的认识及意义①

（2017 年 8 月 16 日）

关于"人"，关于"人的根本""人的本质"，这是一个很多人从不同角度不断思考的问题。马克思说，"人的根本就是人本身"，"人是人的最高本质"。这是对"人"、对"人的根本""人的最高本质"，最简明、最直接的判断，就是"人本身"。而在浩瀚的中华文明典籍中，对"人本身"有全面认识、深入分析，并形成系统理论，历经两千多年实践检验为正确的，唯有《黄帝内经》。主要表现在以下八个方面。

一、千古奇书，有根有据的版本流传

在 2006 年，中国中医药出版社出版的《中医经典必读丛书·黄帝内经》的"点校说明"中指出："《黄帝内经》并非一时一人之作。""实由战国至秦汉时期多种医学著作汇编而成。"在《内经》的正文，"玉版论要""至真要大论""天元纪大论""经脉""官针""禁服""师传""官能""逆顺"等篇目中，列举了引述的上古医书，如《揆度》《奇恒》《五色》《上经》《下经》《脉变》《脉经上下篇》《三部九候》《比类》《从容》《大要》《玉机》《太史天元册》《本病》《禁服》《刺法》《九针》《外揣》《针论》《胀论》《兵法》《气交变》《六元正纪》，还有黄帝在"岁露论"中提到的《经》，总计不下二十余种。

虽然这些著作都已经失传了，但《内经》的引述让我们清晰地看到，从神农尝百草，到河南贾湖遗址发现甲骨文；从形成"会意、象形、形声"相统一的文字，到按不同主题记录人们的认识而成为上古医书；再到汉代进一步系统总结、研究、整理成书，一直传承至今的《内经》，确实是一部千古奇书。它历经几千年实践检验，自成书以来，考校、注释、研究者"二百家以上，著作达四百余部"，始终发挥着巨大作用。这本身就是人类文明史、

---

① 节选自作者 2017 年 8 月在北京中医药大学学术讨论会的发言。

中华文明史的一个奇迹。

同时，《内经》的成书和传承，还充分说明我们的祖先，对"人"至关重视，对"人本身"的观察、思考、研究和形成的认识，具有悠久的历史渊源，具有丰厚的实践积累，具有"超越时空、跨越国度，富有永恒魅力，又有当代价值的文化精神"。

二、道法自然、天人合一的哲学基础

《素问·天元纪大论》引用了上古经典《太始天元册》的话："太虚寥廓，肇基化元，万物资始，五运终天，布气真灵，揔统坤元，九星悬朗，七曜周旋，曰阴曰阳，曰柔曰刚，幽显既位，寒暑弛张，生生化化，品物咸章。"这段话，从"太虚""万物"，到"五运""布气"，从日月星辰到"化元""坤元"，从"阴阳""刚柔"到"幽显""寒暑"，直到"生生化化，品物咸章"，将宇宙天地、万物形态、各自性能和大自然的生成、运行描述得淋漓尽致，清楚地表达了中华文明自上古对宇宙、对自然、对万物生化的基本思想。

这个思想在《内经》中与人、与人的生命起源、生命状态密切结合、贯穿始终，形成了《内经》"人与天地相参""与日月相应"（岁露），天人合一的哲学基础。

基于这个思想，《内经》对"人""人本身"做出了古代中华文明的深刻回答。在《素问·宝命全形论》中明确指出："人以天地之气生，四时之法成""天地为之父母""人生于地，悬命于天，天地合气，命之曰人"。在《素问·四气调神大论》中说："四时阴阳者，万物之根本""万物之终始。"在《素问·生气通天论》中说："生之本，本与阴阳。天地之间，六合之内，其气九州，九窍、五脏、十二节，皆通乎天气。"在《素问·六节藏象》中，进一步说："天食人以五气，地食人以五味"等等。

人是从哪里来的？古今中外，关心的人很多，形成的认识也很多。总体来看，主要是三种：一是以《圣经》为代表的"神创说"；二是以史前遗存和天外现象推测的"天外说"；三是以动物、自然物和进化论为代表的"自然生成说"。《内经》的认识当近于自然生成说，但比以动物、自然物生成说更精细、更概括；具有更加普遍的哲学意义；比十八、十九世纪达尔文的进化论则早2000多年。其间，《内经》在认识人的生命、维护人的生命健康的作用，及其所具有的永恒价值，是显而易见的。

三、以人为本、生命第一的鲜明主题

在《内经》中，黄帝和其臣子岐伯、雷公、少师、少俞、伯高、鬼臾区等共讨论了970多个问题。《素问》《灵枢》两个部分的第一个问题，都是从人的寿命、生命和维护生命健康角度提出的，其他问题，都是第一个问题的深入和展开。

在对这些问题的讨论中，《素问·上古天真论》从男八、女七和十岁之数，分析了人的生长壮老已，即生命的全过程；从天之八风八节、地之五理五方，分析了人与自然的关系；又从人不同的体质禀性，分为阴阳二十五人。尤其详细对人的五脏六腑、四肢百骸、毛发皮肉、气血津液、经络腧穴及各种精神现象都做了阐述。像《内经》这样，对"人本身"进行全面、详细地深入分析，在涉及人的各类经典中，是罕见的。

与此同时，《内经》得出结论："天覆地载，万物悉备，莫贵于人"（《素问·宝命全形论篇》）。"且夫人者，天地之镇也"（《灵枢·玉版》）。《内经》从万物之中，得出"人最为贵"的结论，正应验了2400年前《荀子·王制篇》的思想："水火有气而无生，草木有生而无知，禽兽有知而无义；人有气、有生、有知，亦且有义，故最为天下贵也。"《内经》与《荀子》的这种相互应验，既说明我们的先祖对自然界认识的分类是领先的；又蕴含着我们的祖先在对"人本身"的认识中，既重形体，更重心神的鲜明特征。

四、形与神俱、身心合一的重要特征

如前所述，《内经》在详细阐述人的五脏六腑、四肢百骸、毛发皮肉、气血津液、经络腧穴等形体结构的同时，尤其注重对"形与神俱""身心合一"的阐述和分析。

一是"形与神俱"，是《内经》作为衡量人的生命健康、"终其天年"的根本标志。在《素问·上古天真论》中，岐伯回答黄帝提出的第一个问题，即上古之人"皆度百岁"与今时之人"半百而衰"的原因时，明确说："上古之人，其知道者，法于阴阳，和于术数，食饮有节，起居有常，不妄作劳，故能形与神俱，而尽终其天年，度百岁乃去。今时之人不然也，以酒为浆，以妄为常，醉以入房，以欲竭其精，以耗散其真，不知持满，不时御

神，务快其心，逆于生乐，起居无节，故半百而衰也。"其含义是十分明确的。

二是人的五脏六腑与人的情志密切相关。《素问·阴阳应象大论》明确指出："人有五脏化五气，以生喜怒悲忧恐。故喜怒伤气，寒暑伤形。暴怒伤阴，暴喜伤阳。厥气上行，满脉去形。喜怒不节，寒暑过度，生乃不固。"还指出："怒伤肝，悲胜怒""喜伤心，恐胜喜""思伤脾，怒胜思""忧伤肺，喜胜忧""恐伤肾，思胜恐"。这些对人的肉体脏器与人的情志相互关系的缜密分析，在有关人的专著中，是很少看到的。

三是《内经》对人的精神现象做了深入系统全面的分析。在《灵枢·本神》中，黄帝首先提出人的十种精神现象，称之为"德气"所生的精、神、魂、魄、心、意、志、思、智、虑。与岐伯讨论，岐伯回答："天之在我者德也，地之在我者气也，德流气薄而生者也，故生之来谓之精，两精相搏谓之神，随神往来者谓之魂，并精而出入者谓之魄，所以任物者谓之心，心有所忆谓之意，意之所存谓之志，因志而存变谓之思，因思而远慕谓之虑，因虑而处物谓之智。故智者之养生也，必顺四时而适寒暑，和喜怒而安居处，节阴阳而调刚柔，如是则辟邪不至，长生久视。"

这一段话虽然不长，但包含的思想很深刻，它明确指出了"天德""地气"的结合产生了人的精神现象；把人的精神现象深入分列为十种；这十种精神现象各自的产生及相互关系；最后又指出了维护人的精神健康的途径："顺四时而适寒暑，和喜怒而安居处，节阴阳而调刚柔。"对人精神现象的这种认识，是《内经》对"人本身"全面认识的重要思想。

四是人的精神状态对人的生命寿夭、健康盛衰有决定作用。《素问·上古天真论》所说"德全不危"本身就包含着"德不全则危"之意。《素问·移精变气论》在讨论了治病需察情绪色脉之后的结论是："逆从倒行，标本不得，亡神失国。""得神者昌，失神者亡。"直到《内经》最后附遗的《本病论》，在分析"气交变"与天地之气的关系时，仍一再强调与生命密切相关的各种精神现象，如"久而化郁""烦而燥渴""久而伏郁""心神惊骇""伏热内烦""胁满悲伤""心悸懊热""面赤心烦""腹满填臆""夜卧不安""转筋喜怒""心悸惊骇""悲伤不乐""血瘀惊骇"。直到"大小善恶""不合德""不奉天""人神失守、神光不聚""人忧愁思虑即伤心"等。最后的结论仍然是"得神者昌，失神者亡"。

《内经》多次提出"得神者昌，失神者亡"，以及"正气内存，邪不可干""精神内守，病安从来"和"德全不危"的思想。对于维护人的生命和健康，扶正祛邪，对于生而为人，要倡导正气、振奋精神，全德修身，更有重要意义。这是中医药学对人的精神现象科学认识的重要特征，也是中医药学与单纯治"病"，消极保命、消极养命思想的根本区别。

五、以气贯通、气为纽带的基本原理

在以上《黄帝内经》对"人"、对"人的本质"的认识中，所形成的天人"相应""相参""天人合一"的思想，所形成的"形与神俱""心神合一"的思想，是中医药学中特有的。那么，它们是如何"相应""相参"、相俱合一的呢？统观《内经》全篇，结论是肯定的，就是以气贯通、气为纽带。《素问·举痛论》一言以蔽之："百病皆生于气也。"

据程雅君博士《中医哲学史》一书介绍，在《内经》中，"气"的概念很规范，很广泛，《内经》全书162篇，有150篇论及"气"，全书所载气的名称2997个，平均每百个字中就有一个"气"的概念，每个概念各有明确内涵，分别涵盖了中医药学的阴阳五行、脏腑经络、病因病机、诊法、治则治法、养生等各个方面。如阴气、阳气、宗气、真气、精气、营气、卫气等。

从对人、对"人本身"的认识来看，可以将《内经》近3000个"气"的概念分为天地之气、人命之气、病邪之气、药食之气和"气场"五类，十八种。

第一类，天地之气（阴阳之气），2种，天气和地气，即宇宙之气和地形四季之气。

第二类，人命之气，即人的肉体和精神所反映的"一身之气"，11种，充形之气；精化之气；血中之气；体内阴阳二气；呼吸之气（宗气）；真气；藏气；经气；脉气；营气；卫气。

第三类，病邪之气，2种，外感邪气和体内邪气。

第四类，药食之气。中药的四气五味和食物的百气百味，2种。

第五类，气场，即人与人、人与物、人与自然相互形成的影响，有聚合之气、散乱之气，欢愉之气、悲戚之气，静谧之气、喧闹之气，振奋昂扬之气、低落消沉之气等8种，正应天之八节八风。

中医药学关于气的分析和理论，还有分为物质之气、功能之气和病邪之气。无论如何分类、如何认识，"气"与"人本身"的生命产生、生命存在、生命活动和人的精神状态，人的疾病和康复、人的寿命，都息息相关，确实是《内经》对人、对"人本身"认识的一个重要特征。

这里有一个问题，《内经》所说的"气"，这么重要，但却看不见，摸不着，甚至现代医学还解释不了，这是不是鬼神所为？中医药学的先祖们早已看到了这个问题。所以，扁鹊提出的"六不治"，就有"信巫不信医，不治"；在《素问·五脏别论篇》中，说："拘于鬼神者，不可与言至德。"在《灵枢·贼风》中，则明确回答："邪气致病，是血气内乱，邪留不出。"虽然看不见，听不到，好像是鬼神所致，其实不是，这是病人和医生都知道的。历史发展到今天，现代科学中的量子感应、黑洞理论、暗物质等学说，已经一步一步在向《内经》中的"气化理论"靠近了。

六、知其要者，各得所宜的诊断原则

《内经》所阐述的"人"和"人本身"，外有天地自然，内有五脏六腑，表有皮肉毛发、四肢百骸，内有气血津液、经络腧穴，确实是"上合昭昭，下合冥冥"。正如《内经》所说："此道之所主，工之所疑也。"

基于此，《素问·至真要大论》明确提出："知其要者，一言而终，不知其要，流散无穷。"并在《素问·移精变气论》中，将"治之要极"称为"治之大则"。可见，"知其要""治之要极"，是《内经》认识"人"、认识"人本身"和治疗疾病的一个重要原则。

以藏象学说为例，五脏六腑，深藏体内；各有其用，又相互联系；各居其位，又影响全身；各成形体，又相关情志。加之人所处的天地自然不同，人人不同的个性特点，这对复杂的大数据，一时也难以有清晰判断。

《内经》对此没有采取单述脏腑的办法，而是以"人"、以"人本身"不可脱离的天地阴阳五行五方为基础。在《素问·阴阳应象大论》中，紧紧抓住五脏六腑在人生命活动中的功能阐述；在《素问·灵兰秘典论》中，又把这些功能外化为可见可知的"君主""相傅""将军""臣使"等，使"变化无穷"的"十二脏之相使、贵贱"一目了然。在《素问·六节藏象》中，阐述了脏腑功能的发挥，是随着天的六六之节、人的九九制会不断变化的，在《素问·五脏生成》和《素问·五脏别论》中，进一步对各脏腑的功能在这种变化中，所显示的不同特点进行了分析。

由于藏象学说始终以天地阴阳、五行五方为基础，牢牢把握着脏腑功能这个要点，以"心主神明，主明则下安""先天之本""后天之本""十一脏皆取决于胆""三阴三阳"等为基本理念，"凡治病必察其上下，适其脉候，观其志意与其病能"等为诊断治疗原则，为"人本身"的健康养生和疾病治疗指出了明确方向。

知其要者，各得所宜的认识方法，贯穿在《内经》所阐述的全部学说之中，为中医的"整体观念""辨证论治"提供了重要理论支撑，也是《内经》对"人本身"形成系统认识的重要特点。

七、杂合以治，以平为期的实践品质

"杂合以治"。《素问·异法方宜论》指出："圣人杂合以治，各得其所宜，故治所以异而病皆愈者，得病之情，知治之大体也。""以平为期"，《内经》多处称之为疾病治疗的目的，这是《内经》中对"人"，对"人本身"的认识，对维护"人本身"的生命健康、疾病治疗的重要品质。

就这个问题，北京中医药大学侯中伟教授的一个病例，使我很受启发。患者是老师的一个亲戚，男性，50多岁，家在内蒙古。患者经呼和浩特市第一医院诊断为脑干肿瘤，确诊时，肿瘤已到2cm，家人把他送到北京的医院，再次认定，需做脑部手术。在等待手术、排队期间，老师看望患者，综合考虑患者的发病情况，就依督脉、三阳经和太阴、厥阴经脉循行，在上背部、后颈部刮痧治疗，同时在相关部位针灸。刮痧时，病人剧痛，老师仍坚持治疗。前后不到十天，治疗三次。患者在医院作准备手术的检查时，肿瘤没有了，患者的情况也明显恢复。医院经认真研究，确认肿瘤消失。至今，患者情况良好。

正如《素问·示从容论》所说："受术诵书者，若能览观杂学，及于比类，通合道理，为余言子所长，五脏六腑，胆胃大小肠脾胞膀胱，脑髓涕唾，哭泣悲哀，水所从行，此皆人之所生，治之过失，子务明之，可以十全。"以至说道："夫圣人之治病，循法守度，援物比类，化之冥冥，循上及下，何必守经。"

这正说明，《内经》对"人"、对"人本身"的认识是"精光大道"所揭示的本质，是"大圣之业"所展现的规律。只要"循法守度，援物比类，化之冥冥，循上及下"，中医药学面对人生各不相同的生命状态，就会循法守度，明察秋毫，了然于心；面对浩繁多样的各种疾病，就会从实际出发，化之冥冥，法方无尽。就像自然界没有两片完全相同的树叶一样，人类社会也没有两个完全相同的人。《内经》诞生至今，无论是有作为的先辈还是今天的老师，在不断的临床实践中，具体患者，具体对待；具体症状，具体分析；具体疾病，具体治疗。不断地感悟和创新，是中医药学传承、发展的不竭动力。

马克思、恩格斯曾就他们创立的马克思主义说过这样的话：我们的学说不是教条，而是行动的指南。这是马克思主义的实践品质决定的。这为我们学习、领会《内经》提供了一个重要启示：《内经》自诞生以来，所展现的对"人"、对"人本身"的认识，一直显示着勃勃活力，这是由它所具有的实践品格决定的。

八、真至圣贤、纯德全道的光辉榜样

在《内经》中，通过对先古圣贤、万民百姓、不病平人、医者患者等不同的生命状况，深入分析，宣布大道，启迪人心，进一步说明了《内经》对"人"、对"人本身"的深刻认识和永恒价值。

首先，《黄帝内经》列举了健康长寿的榜样。即在《素问·上古天真论》首篇所说，上古、中古和人们普遍崇尚的"真人""至人""圣人""贤人"，揭示了他们"寿敝天地""益其寿命而强"，寿"可以百数""益寿而有极时"的原因。

如："提挈天地，把握阴阳，呼吸精气，独立守神，肌肉若一。"

如："淳德全道，和于阴阳，调于四时，去世离俗，积精全神，游行天地之间，视听八达之外。"

如："处天地之和，从八风之理，适嗜欲于世俗之间，无恚嗔之心，行不欲离于世，举不欲观于俗，外不劳形于事，内无思想之患，以恬愉为务，以自得为功，形体不敝，精神不散。"

如："法则天地，象似日月，辨列星辰，逆从阴阳，分别四时，合同于道。"

这些，都是生动具体地体现了古代先贤之所以长寿健康，所具有的世界观、人生观、价值观。

其次，《内经》提出了上古圣人对万民百姓所倡导的健康生活方式。《素问·上古天真论》指出："上古圣人之教下也，虚邪贼风，避之有时；恬惔虚无，真气从之；精神内守，病安从来"；"志闲而少欲，心安而不惧，形劳而不倦，气从以顺，各从其欲，皆得所愿"；"美其食，任其服，乐其俗，高下不相慕，其民故曰朴"；"嗜欲不能劳其目，淫邪不能惑其心，愚智贤不肖不惧于物，故合于道。"特别强调："能年皆度百岁而动作不衰者，以其德全不危也。"说明了人的品德修养与人的健康、人的寿命所具有密切的关系。

再次，《内经》提出了不病、未病及平常人的特点和养生理论。《素问·平人气象论》指出，"平人者，不病也""闰以太息，命曰平人"，"阴阳匀平，以充其形，九候若一，命曰平人"。同时，《内经》提出了一系列平常人对待生命应有的态度和养生原则，概括起来，主要是：

- 道法自然，天人合一；
- 顺应四时，阴平阳秘；
- 人命至重，未病先治；
- 疏通血脉，保养真气；
- 五脏和合，六腑平顺；
- 其心曰朴，淡泊少欲；
- 耳目聪明，精盈气立；
- 精神内守，形与神俱；
- 正气内存，德全不危；
- 循此天道，平人成真。

最后，对医者、患者在医患关系中的行为提出了明确要求。首先是医者，在《内经》中，先后几次提出要求，要"上知天文、下知地理、中知人事""明于日月，微于毫厘"，做一个集见识、知识、医术、人品、道德于一体的人。在《疏五过论》中，把医者称为"圣人"，提出共 162 个字的系统要求："圣人之治病也，必知天地阴阳，四时经纪，五藏六腑，雌雄表里，刺灸砭石、毒药所主，从容人事，以明经道，贵贱贫富，各异品理，问年少长，勇怯之理，审于分部，知病本始，八正九候，诊必副矣。治病之道，气内为宝，循求其理，求之不得，过在表里。守数据治，无失俞理，能行此术，终身不殆。不知俞理，五藏菀熟，痈发六腑。诊病不审，是谓失常，谨守此治，与经相明，《上经》《下经》，揆度阴阳，奇恒五中，决以明堂，审于终始，可以横行。"

对患者，在《内经》序言中，就明确重申了古人的话："为人子而不读医书，尤为不孝也。"既强调了为人子不读医书实为不孝，更说明学习医书，重视医道，尊敬医生，是每一个人的基本常识。《内经》对平人的各项描述和要求，也都适用于患者。《内经》还特意重申了扁鹊"六不治"的思想："拘于鬼神者，不可与言至德。恶于针石者，不可与言至巧。病不许治者，病必不治，治之无功矣。"虽然这是对医生所说，但这种行为是患者必须清楚的。

总之，《内经》对"人"，对"人的根本"，对"人的本质"，对"人本身"的论述和思想，是十分深刻、丰富的。在过去发挥了巨大作用，对今天和未来，仍然具有更加深远、更加广泛的意义。

温病学的时代启示①

（2018 年 7 月 28 日）

这次论坛，是在全党全国人民深入贯彻党的十九大精神的大好时机下召开的。论坛地点又是原北洋水师衙门所在地，很有意义。我围绕论坛的主题，汇报几点粗浅认识。

一、我们党和国家对中医药认识的两次飞跃和《中国的中医药》白皮书对温病学的重要判断

中医药的产生、传承和发展是中华文明和人类文明发展中的"一个奇迹"。我们的祖先历来重视人的生命和中医药学。人类历史上的第一部文明典籍目录《汉书·艺文志》就将中医药与"六艺""诸子"并列为"方技"，历经两千多年。新中国成立，毛主席对中医药做出了"是一个伟大宝库"的重要判断，并指出中医药是中华民族"对世界的贡献"。展示了中华民族"站起来了"的伟大形象，实现了我们党和国家对中医药认识的第一次飞跃。

2010 年和 2015 年，习近平总书记先后两次指出："中医药是中国古代科学的瑰宝，也是打开中华文明宝库的钥匙"；"中医药学貌似神秘，撩开它这个神秘面纱，实际上我们看到的就是深邃的哲学智慧和中华民族几千年健康养生理念和实践的结合"；"深入研究和科学总结中医药学对丰富世界医学事业、推进生命科学研究具有积极意义"；"它很可能为世界的生命科学和医疗卫生的突破做出重大的贡献。"总书记特别指出，"当前，中医药的振兴发展迎来天时、地利、人和的大好时机"，并"希望广大中医药工作者增强民族自信，勇攀医学高峰，深入发掘中医药宝库中的精华，充分发挥中医药的独特优势，推进中医药现代化，推动中医药走向世界。切实把中医药这一祖先留给我们的宝贵财富继承好、发展好、利用好，在建设健康中国、实现中国梦的伟大征程中谱写新篇章"。

---

① 节选自 2018 年 7 月在"全国第四次中医温病学论坛"上的发言。

总书记关于中医药的一系列论述，从 2016 年全国卫生健康大会，到 2017 年中国共产党第十九次全国代表大会，形成了建设"健康中国"的国家战略和"为人民群众提供全方位全周期的健康服务"总目标。

所有这些，对中医药学全面提升定位、深刻揭示内涵、阐述重大意义、展示大好时机，寄予了殷切希望，为中医药的传承发展指明了方向。而且，这些重要思想与中华文明的"根"和"魂"，与中华民族站起来、富起来、正在强大起来的历程密切相连，形成了我们党和国家对中医药认识的第二次重大飞跃。

我们党和国家对中医药认识的这两次重大飞跃，对中医药学的振兴发展有重要意义。其中，国家制定并颁布了《中医药法》、屠呦呦教授获诺贝尔生理学或医学奖、国家首次发布《中国的中医药》白皮书等，都是重要标志。

在《中国的中医药》白皮书中，首先申明："中医药作为中华文明的杰出代表，是中国各族人民在几千年生产生活实践和与疾病作斗争中逐步形成并不断丰富发展的医学科学，不仅为中华民族繁衍昌盛做出了卓越贡献，也对世界文明进步产生了积极影响。"同时，在 800 多字对中医药从远古到今天的历史回顾中，专门讲到"清代（1644—1911 年）叶天士的《温热论》提出了温病和时疫的防治原则及方法，形成了中医药防治温疫（传染病）的理论和实践体系"。

白皮书是世界各个国家之间相互申明重大问题的国家文件。以上这两段话具有深远意义。一是向世界申明中医药是中华民族的原创，是中华民族对人类生命科学、卫生事业的贡献，其知识产权归属中华民族，这是一个对祖先、对今人、对后辈负责任的大原则。二是面向世界，明确肯定了温病学的"防治原则及方法"和"温病学的理论和实践体系"，作为中医药学在明清时期，创新发展的标志和重要成果，做了全面肯定。这些都具有深远的指导意义、实践意义。

二、鸦片战争的沉思和温病学的历史功绩

习近平总书记说："近代以前，中国一直是世界强国之一"，"鸦片战争后，中国陷入内忧外患的黑暗境地"。鸦片战争，成为中华民族由盛到衰的重大转折点，联系温病学的理论和实践，是很令人深思的。

　　各位老师都知道，温病学正是在明末吴又可（有性）在《温疫论》中提出"戾气"学说的基础上，清代叶天士、薛生白、吴鞠通和王孟英等温病大家从"戾气""瘟疫"实际出发，突破了《伤寒论》"六淫"致病的病因病机学说，突破了"六经辨证"的理论体系，实现了中医药学在温病和传染病领域"理、法、方、药"的全面创新，开辟了"卫气营血辨证""三焦辨证"等新途径，而形成了防治温病、战胜传染病的新的"理论和实践体系"，在当时的实践中，发挥了重要作用。中医药学在发展中创立的温病学，与《本草纲目》《古今图书集成》《四库全书》、开辟海上丝绸之路等重大成果一样，都是中国古代强国后期发展的重要标志。

　　同时，历史说明，在温病学创立和成熟过程中，英国通过其殖民地的东印度公司向我国大量输入鸦片。鸦片作为一味药物，早在汉代传入我国，但鸦片又是毒品，我国历代种植很少。所以，李时珍在《本草纲目》中说："前代罕闻，近方有用者。"

　　历史清楚的记载着下列事实：十六、十七世纪，英国完成工业革命后，开始向外侵略，印度成了英国的殖民地。但英国并不满足于对印度的占领，中国的白银、丝绸、瓷器和茶叶使他们垂涎三尺，于是强迫印巴居民种植鸦片，销往中国。英国殖民者从中获得了巨额利润，我们的人民却肉体遭伤害，精神受奴役，戴上了"东亚病夫"的帽子。禁烟、戒烟成为扭转民族命运的当务之急。而英国以维护鸦片贸易为名，发动了侵略我国的鸦片战争。马克思当时就指出，"英国政府实际上不只是依赖对中国的鸦片贸易，而正是依赖这种贸易的走私性质实行赤裸裸的掠夺和侵略"。马克思还针对鸦片战争后八国联军对我国的入侵，谴责西方帝国主义，"像一群恶狼，向一个古老的东方帝国扑去"。

　　在此过程中，民族英雄林则徐一方面率领军民抵抗英国侵略，另一方面帮助烟民戒烟。林则徐先后收集戒除烟瘾的药方十多首，与江南名医陈修园父子、何其伟（书田）等反复比较，确定了忌酸丸、扶正方和四物饮、瓜蒌汤四首，动员包括家人在内在广州、湖南等地人民大力推广，效果很好。

　　值得注意的是，当时一些人为鸦片摇旗呐喊，称之为"福寿膏"。对此，温病学家们对鸦片却有清醒认识。罗大伦在《神医这样看病》一书中，记述了温病大家王孟英在《归砚录》中用很大篇幅揭露鸦片的危害，说鸦片"始则富贵人吸之，不过自速其败亡，继则贫贱亦吸之，因而失业破家者众，而盗贼遍地矣。故余目之为妖烟也"。王孟英还详细地记录了当时每年鸦片的进口数量，如咸丰五年，有六万五千三百五十四箱，"进口之数若是之广，有心人闻之，有不为之痛哭流涕者耶？"

林则徐和何其伟等著名中医创制的戒烟药方充分运用了温病学疫疬致病的病因病机理论。如对鸦片毒性成瘾的认识，林则徐说："鸦片，其性毒而淫，其味涩而滞，其色黑，而入肝肾。故一吸而能透于肉筋骨髓之中，一呼又能达于肢体皮毛之杪，遍身内外上下，无处不到。"林则徐在此理论基础上形成"忌酸丸"，其组方机理也充分显示了温病学的优势：首先重用生附子以通经络；佐以柴胡、升麻、沉香升降气机，通透表里；用人参、黄芪补肺气；白术补脾气；陈皮、木香行气，以补中益气；再用当归、黄连、黄柏以凉血生血；同时，黄连、黄柏可克附子燥烈毒性；天麻治气血虚弱头晕；甘草合诸药补中益气。如此三焦同治、寒热并用、气血两补，对烟毒内蕴、耗伤气血、累及脏腑的鸦片毒害进行全面反击，同时配以烟灰使脾胃以生厌恶之感，采用合理的用药方法，扶正祛邪，用药三五剂即可见效，十剂左右即可戒除。林则徐逝世后，人们在忌酸丸原方 15 味药中加杜仲、枸杞、炒酸枣仁，而制成的一种戒烟成药，仍然称为"林十八方"。

以上事实说明，在民族命运面临重大转折关头，中医前辈、温病大家们，怀有坚定的民族自信，洞悉鸦片危害。运用温病学的理论和实践体系，挽救中华民族遭受的深重苦难，建立了卓越的历史功勋。

三、温病学在当代的重要意义和启示

新中国成立后，伴随着党和国家对人民健康事业和中医药学的高度重视，温病学在中医药学和国家卫生体系中，发挥了越来越大的作用。1954年，北方部分地区乙型脑炎流行，刘完素的故乡河北地区用白虎汤加减治疗，取得了显著疗效。从那时以来，温病学在流行性感冒、流行性脑炎、疟疾、白喉、血吸虫病、肺炎等 10 多种流行病、多发病的防治中都发挥了重要作用。特别是 2003 年，在蔓延全国的"非典"中突出彰显了温病学的独特作用。

"非典"流行之始，人们对"非典"的病因病机、治疗途径、用药都不明确；群众对降低死亡率，提高治愈率存有种种疑问。著名温病学专家、北京中医药大学谷晓红教授明确提出："非典"具有强烈传染性，属温病范畴，

中医药介入，一定能解决许多问题。她回顾了中医药学、温病学在防治急性传染病中的成功经验，与中医界的其他专家一起，提出了中医药学介入的重要建议，受到国家高度重视。

与此同时，作为首席专家，谷晓红教授带领学校中医团队，进驻北京市丰台中西医结合医院（原北京长辛店医院）和北京中医药大学东直门医院、北京中医药大学东方医院，在抗击"非典"第一线连续工作数月，死亡率迅速下降，患者健康出院，直到抗击"非典"取得圆满胜利。谷晓红教授和她带领的团队受到了党和国家的表彰。

历史和现实都说明，温病学的创立和实践，具有习近平总书记提出的"继承性、民族性，原创性、时代性，系统性、专业性"的鲜明特征，为维护中华民族的健康所创造的智慧，做出的贡献，永载史册。同时，温病学作为中医药在中国古代强国创新发展的重要标志和成果，也为我们今天，在新时代、新的历史方位上，实现中医药的振兴发展，建设健康中国，提供了多方面的时代启示。

第一，历史方位的启示。任何一种学说的创立、发展及其命运，都与其所处的历史条件密切相关。温病学正是在我国近两千年古代强国的历史传承中孕育和逐步发展起来的。今天，中华民族历经百年屈辱、百年奋斗，终于重新站了起来、逐步富起来，开始了建设伟大强国的新时代，只有全民健康，才有全面小康，健康中国是时代强国的基础。"为人民群众提供全方位全周期的健康服务"，是时代的要求；"天时、地利、人和"，是中医药学、温病学所处的历史条件。这样的使命和条件，都是我们的先辈期望却不曾遇到的。所以，认清今天我们面临的历史方位、大好时机，十分重要，大有可为。

第二，创新基础的启示。"天人相应""心神相应""整体观念""辨证论治"和中药的四气五味、归经配伍等基本理念，是中医药学的深邃智慧，是中医药学的根基和灵魂。温病学正是在继承和深刻认识中医药学这一系列基本理论、基本理念、基本经验的基础上创立和发展起来的。培根铸魂，注重传承，是温病学创新发展的坚实基础。所以，在今天，做到总书记期望的，增强"民族自信""深入发掘中医药宝库中的精华，充分发挥中医药的独特优势，对实现中医药学、温病学的时代创新十分重要。

第三，创新实践的启示。温病学的先祖正是从人类与温病、传染病的长期斗争实践中，不断探索，不断总结，形成理论和实践体系。立足实际，注重实践是中医药学和温病学的一个显著品格。今天，虽然我们所处的天地环境、人的肉体组织和精神现象没有根本变化，但是新情况、新问题、新要求层出不穷。发扬温病先辈注重实践的创新精神，立足今天的实际，切实做到总书记期望的"勇攀医学高峰""推进中医药现代化"，十分重要。

第四，创新精神的启示。温病、瘟疫的爆发性、传染性，病邪直入脏腑和全身气血的危害性，都对抵御和防治温病瘟疫提出了新要求。温病先祖在创立和发展温病学过程中，所表现出的高尚精神，是中医高尚医德的典范；而且，先祖和老师们所表现的精益求精、临危不惧、勇于献身的行为和品格，进一步丰富了《黄帝内经》《伤寒杂病论》和《备急千金要方》《千金翼方》的医德思想。

2018 年 5 月 28 日，习近平总书记自 2014 年以来，第二次在中国科学院第十九次院士大会、中国工程院第十四次院士大会上发表讲话。两次讲话都强调了同一个主题，就是要致力于科技创新，建设科技强国。学习总书记讲话，领会总书记强调的六个"坚持"、五个"着力"，确实感到形势逼人、挑战逼人、使命逼人。落实总书记对广大中医药工作者的希望，切实把中医药学、温病学"这一祖先留给我们的宝贵财富继承好、发展好、利用好，在建设健康中国、实现中国梦的伟大征程中谱写新的篇章"，这是我们的优势，更是我们的责任。

儒医的时代使命：人的全面发展①

（2018 年 1 月 19 日）

一、儒医的时代意义

在党的十九大报告中，习近平总书记有三处讲到"人的全面发展"。一处是在阐述主要矛盾变化时说："更好推动人的全面发展，社会全面进步。"一处是阐述坚持以人民为中心的发展思想时说："不断促进人的全面发展，全体人民共同富裕。"一处是在阐述保证全体人民有更多获得感时又强调："不断促进人的全面发展、全体人民共同富裕。"这说明，我们党在对社会主要矛盾变化、对时代发展阶段的重大判断中，在坚持以人民为中心的根本宗旨中，在服务和改善民生的工作部署中，推动、促进和实现"人的全面发展"都是重要依据、重要目标、重要内容。

马克思、恩格斯在创立科学社会主义学说的《资本论》中，明确提出了"人的全面而自由的发展"，并把人类社会发展的共产主义社会称为是以"每个人的全面而自由的发展为基本原则的社会形式"。就人的发展，人的全面发展，人的全面而自由的发展，在马克思、恩格斯的学说中，占有重要地位。马克思、恩格斯先后从人类社会发展的不同阶段，从人的个体、人的社会性、人的肉体组织和人的思维、精神活动等多方面，分析了人的发展，形成了内容丰富的关于人的发展的学说，是马克思主义基本原理的重要组成部分。

在人类文明史上，重视人、重视人的生命健康和人格修养、精神修养，最突出、最丰富、最系统的是我们的中华文明和传统文化。习近平总书记将其称之为我们民族的"根"和"魂"，称之为我们的"根基"。正因为如此，在人类四大古老文明中，唯有中华文明生生不息，至今传承不断；也正因为

---

① 节选自作者在 2018 年 1 月山东中医药大学召开的世界中医药学会联合会"儒医研讨会"上的发言。

如此，在世界人口统计中，自第一次西周"分九州，数万民"至今，我国一直是世界人口最多的国家。

在博大精深、浩如烟海的中华文明宝库中，以人为中心，以人的生命健康为主题的学说，长期以来有两个共识，前者是以孔子为代表的"儒学"，自汉代起，影响到今天；后者是中医药学，毛主席称为"伟大宝库"，总书记称为"中国古代科学的瑰宝""打开中华文明宝库的钥匙"。

在中华文明史上，儒学和中医药学既息息相关，又与中华民族的命运融为一体。习近平总书记说："近代以前，中国一直是世界强国之一。"同时，近代以前，儒学在我国意识形态领域长期处于统治地位，中医药学在卫生领域长期处于主导地位。总书记说："鸦片战争后，中国陷入内忧外患的黑暗境地。"儒学遭遇到被"打倒"，中医药学则面临着被"废止"。新中国成立，特别是改革开放以来，中华文明、优秀传统文化的传承和中医药学又走上了健康发展的道路。今天，我们党和国家的事业进入了建设中国特色社会主义强国、实现民族复兴伟大梦想的新时代，儒学重新受到全社会的广泛重视，中医药学的创新发展迎来了天时、地利、人和的大好时机。儒学和中医药学必然会像在古代强国一样，具有重要意义，发挥重要作用。

二、儒医的优势和特征

儒学和中医药学的悠久历史、丰厚内涵、共同命运，在其历史发展中，形成了儒医的本质特征。

关于儒学。2014年9月，习近平主席在纪念孔子诞辰2565周年国际学术研讨会暨国际儒学联合会第五届会员大会上，发表了重要讲话。讲话列举了"包括儒家思想在内的中国优秀传统文化中蕴藏着解决当代人类面临的难题的重要启示"，共十五条："关于道法自然、天人合一的思想，关于天下为公、大同世界的思想，关于自强不息、厚德载物的思想，关于以民为本、安民富民乐民的思想，关于为政以德、政者正也的思想，关于苟日新日日新又日新、革故鼎新、与时俱进的思想，关于脚踏实地、实事求是的思想，关于经世致用、知行合一、躬行实践的思想，关于集思广益、博施众利、群策群力的思想，关于仁者爱人、以德立人的思想，关于以诚待人、讲信修睦的思想，关于清廉从政、勤勉奉公的思想，关于俭约自守、力戒奢华的思想，关于中和、泰和、求同存异、和而不同、和谐相处的思想，关于安不忘危、存不忘亡、治不忘乱、居安思危的思想等。"主席明确指出："中国优秀传统文化的丰富哲学思想、人文精神、教化思想、道德理念等，可以为人们认识和改造世界提供有益启迪，可以为治国理政提供有益启示，也可以为道德建设提供有益启发。"并且要求，"对传统文化中适合于调理社会关系和鼓励人们向上向善的内容，我们要结合时代条件加以继承和发扬，赋予其新的涵义"。

关于中医药学。2010年6月，习近平主席在澳大利亚出席墨尔本中医孔子学院挂牌仪式时的讲话中指出："中医药学凝聚着深邃的哲学智慧和中华民族几千年的健康养生理念及其实践经验，是中国古代科学的瑰宝，也是打开中华文明宝库的钥匙。深入研究和科学总结中医药学对丰富世界医学事业、推进生命科学研究具有积极意义。"2015年12月，习近平总书记在致中国中医科学院成立60周年的贺信中又指出："中医药学是中国古代科学的瑰宝，也是打开中华文明宝库的钥匙。当前，中医药振兴发展迎来天时、地利、人和的大好时机，希望广大中医药工作者增强民族自信，勇攀医学高峰，深入发掘中医药宝库中的精华，充分发挥中医药的独特优势，推进中医药现代化，推动中医药走向世界，切实把中医药这一祖先留给我们的宝贵财富继承好、发展好、利用好，在建设健康中国、实现中国梦的伟大征程中谱写新的篇章。"

学习总书记对儒家思想和中医药学的以上论述，联系儒学和中医药学的实际，我们可以明显看到儒医的几个本质特征。这些特征，更集中、更深刻地与人的全面发展密切联系在一起。

第一，道法自然、天人合一的深邃智慧。远自文明之始，中国古代先民就有了知天信天的意识和传统。伏羲氏画八卦，仰则观象于天，俯则观法于地……以通神明之德，以类万物之情，而形成了《周易》。生活在春秋后期的孔子，面对群雄纷争和战乱，有感于周礼衰败，一边谋求"复礼"、四处"布道"、致力于"教育"，一边用了很大精力研究讨论《周易》，后人根据孔子的言论整理而形成了《易传》，《易传》的"十翼"，今天读来，深感孔子对《易经》天人合一思想的理解之透彻，阐述之深入。《易传》"十翼"是孔子对中华文明"天人合一"思想的重大贡献。

在记录孔子言行的《论语》《中庸》等著作中，孔子把关注的重点转向了"人与社会"，这是对"天人合一"思想的进一步深化和阐述，其内容涉及了社会生产、生活、制度、教育等各个方面，都十分重要。比如，孔子说："五十而知天命。"是把"知天命"作为每一个人成长的最佳状态；比如，孔子说："天何言哉？四时行焉，百物生焉，天何言哉？"这是把顺应天道四时作为社会和教育的最高境界而言的；再比如，孔子说："克己复礼为仁，一日克己复礼，天下归仁焉。"则是把普及"仁"，奉行"仁"作为实现天道的根本目标而言的。

在中医药学的《黄帝内经》中，人与天地"相参""相应"的思想贯穿始终，成为中医药学深厚的哲学基础；在儒医中，天人合一思想更加突出地与人生、与社会相联系，把天人相应的思想贯穿在人生活的各个方面，更广泛、更深入地展示了天人合一的深邃智慧。

第二，"人而无恒""人命至重"的鲜明主题。重视人、重视人的生命，是中医药学的主题。《黄帝内经》所讨论的970多个问题，都是围绕人的生命深入展开的，从而形成了系统完备的中医药学体系。在儒家思想中，重视人、重视人的生命，在《黄帝内经》之前，就已经提出来了。孔子就曾经引用"南人"的话说："'人而无恒，不可以作巫医'善夫"（《论语·子路》）。并指出"子之所慎：齐、战、疾"（《论语·述而》）。提醒人们防止战乱、重视疾病；还特意说道："父母，唯其疾之忧"（《论语·述而·子罕》）。儿女对父母和父母对儿女，都把对方的疾病看作最忧心的大事。

孔子不仅这样说，而且身体力行为患者看病。《论语·雍也》和《论语集解》都记载着孔子给伯牛看病的故事："伯牛有疾，子问之，自牖执其手，曰：'亡也，命矣夫！斯人也而有斯疾也！斯人也而有斯疾也！'"孔子看病，隔窗"执其手"、察寒热，诊其脉，叹其命，能隔窗诊断，明确判断，也说明了孔子医术是很高明的。

特别值得注意的是，孔子尤其重视治未病。在《论语》《中庸》等著作中，以"礼"规范、以"仁"引导，使人对人、人对社会、人对自然的相互关系有正确认识、正确态度。以至具体到衣食住行的生活方式，坐卧行走的姿态和气象，这些丰富的内容对人的身体健康，都十分重要。

自孔子之后，引儒入医，儒医相融，融会贯通，对医学和儒学的发展都产生了重要作用。所以，《宋会要集稿》明确说："优观朝廷，兴建医学，教养大类，使习医术，通黄素，明诊疗而使于疾病，谓之儒医。"《本草纲目》又说："夫医之为道，君子用之以卫生，而推之以济世，故为仁术。"

这就是说，在重视人，重视人的生命，以人的生命为主题，儒学和医学是相通的，这不仅是中医学的主题，也同样是儒医的主题。

第三，"治国、治人、治病""三治合一"的杰出功能。自从北宋"寡学"的宰相赵普无意间说了"半部论语治天下"的话，宋明理学的创始人程颢、程颐和朱熹将其发挥到了极致，一直流传至今。这同时也客观说明，《论语》治国治人的功能是很鲜明的。在中医药学中，自从《周书》提出"上医医国，其次医人，乃医官也"，到药王孙思邈完整提出"上医医国，中医医人，下医医病"至今，人们对中医药学同时具有"治国，治人，治病"的三项功能，其认识是一致的。

比较而言，这个功能，在儒医中更为突出，更为鲜明。以上引述总书记在纪念孔子大会上列举的15条儒家思想和中国传统文化中，至今有重要意义的思想，条条都显示了儒医的杰出功能。也就是说儒医的为政治国思想和为人之道，在《黄帝内经》经典论述的基础上，内容更丰富，与治国为政，做事为人结合得更紧密。

例如，《黄帝内经》讲治国为政之道，就"治民""治身""治小""治大""治国""治家"专门做了论述，指出其中贯穿的同一个道理，就是"唯顺而已矣。顺者，非独阴阳脉论气之逆顺也，百姓人民皆欲顺其志也"。《黄帝内经》还以"日与月""水与镜""鼓与响"比喻，提出了治国与用针之道共同体现的"动则应和、尽得其情"，统筹协调、综合全面的思想。

在儒家思想中，这些思想是从为政的源头讲起的。董仲舒明确说："治国之端在正名。"在"天下有道"，孔子对"正名"、对"天下有道"十分重视，"必也正名乎！""名不正，则言不顺；言不顺，则事不成；事不成，则礼乐不兴；礼乐不兴，则刑罚不中；刑罚不中，则民无所措手足。故君子名之必可言也，言之必可行也。君子于其言，无所苟而已矣……天下有道，则政不在大夫。天下有道，则庶人不议"。在"正名""天下有道"的基础上，儒家又特别强调要率先垂范、以身作则。所以，孔子说："其身正，不令而行；其身不正，虽令不从……言忠信，行笃敬，虽蛮貊之邦，行也。言不忠信，行不笃敬，虽州里，行乎哉……上好礼，则民易使也。"因此，当季康子问政于孔子时，孔子对曰："政者，正也。子帅以正，孰敢不正？"季康子进一步就消除盗窃之事，问于孔子，孔子对曰："苟子之不欲，虽赏之不窃""苟正其身矣，于从政乎何有？不能正其身，如正人何？"深刻阐述了治国为政必须率先垂范、以身作则的道理。这些直接涉及人的生命、生活的大环境，对儒医当然也是很重要的。

再例如，《黄帝内经》系统揭示了人的肉体组织与人的精神的相互关系。就人的五脏六腑、四肢百骸、经络腧穴、气血津液与人的精神，通过对"喜、怒、忧、思、悲、恐、惊"七情逐项分析，把人的心理活动归纳为精、神、魂、魄、心、意、志、思、智、虑等十种精神现象，得出结论说，人必须"顺四时而适寒暑，和喜怒而安居处，节阴阳而调刚柔"，只有这样才能辟邪不至，身心愉快。同时，还指出了"形与神俱""德全不危""得神者昌，失神者亡""精神内守，病安从来"等明确方向。

在儒家思想中，则进一步将这些分析与人的行为结合起来，形成了忠、孝、仁、义、礼、智、信等行为准则，形成了"为天地立心，为生民立命、为往圣继绝学，为万世开太平"的家国情怀。这就进一步凸显了儒医教化人心、凝聚人心、鼓舞人心，激发人的生命力、创造力的积极作用。

第四，实践包容、传承创新的显著品格。在几千年中华文明发展历程中，中医学作为其中的瑰宝和打开中华文明宝库的钥匙，形成了鲜明的实践品格、传承品格、创新品格，及以德为先和开放包容的优秀品格。正由于具有这些品格，所以，中医药学才传承不断，同时，又凸显出了儒医的地位和作用。所以，在实现强国梦，实现人的全面发展的历程中，发挥儒医的特色和优势十分重要。

三、发挥优势，开辟儒医新征程

世界中医药学会和山东中医药大学在这方面具有明显优势，在改革开放、中医药走向世界的实践中，在弘扬中华文明和以孔子为代表的民族优秀传统文化中，始终力争走在前列。今天，在习近平新时代中国特色社会主义思想指引下，我们认真贯彻党的十九大精神，认真贯彻中央和国家卫生与健康大会精神，处处展现着新气象新风貌。

习近平主席十九大后出席亚太经合组织工商领导人峰会发表的主旨演讲中，提出了"在中国共产党领导下，中国人民将开启的五个新征程：全面深化改革、持续释放发展活力的新征程；与时俱进、创新发展方式的新征程；进一步走向世界、发展更高层次开放型经济的新征程；以人民为中心、迈向美好生活的新征程；推动构建新型国际关系、推动构建人类命运共同体的新征程"。这"五个新征程"，指明了新时代中国发展的方向、路径和光明前景。同时这也是中医药事业和儒医面临的新征程。

对中医药学，总书记在致中国中医科学院的贺信中已经明确提出了系统要求，这同时也是对儒医的系统要求。

按照总书记的要求，对我们的健康事业和儒医的发展创新，就是要开辟增强民族自信，勇攀医学高峰的新征程；开辟深入发掘儒医药精华，充分发挥儒医优势的新征程；开辟把儒医这一祖先留给我们的宝贵财富继承好、发展好、利用好的新征程；开辟推进儒医现代化，推动儒医走向世界的新征程；开辟以人民为中心，在建设健康中国、实现中国梦的伟大征程中谱写新篇章的新征程。

这五个新征程，是具体的，不是抽象的。例如：开辟增强民族自信，勇攀医学高峰的新征程。我们的祖先早就提出了健康"天年"，必须"法于阴阳，和于术数，饮食有节，起居有常，不妄劳作""形与神俱""德全不危"的要求；1989年联合国世界卫生组织（WHO）对健康做了新的定义，即"健康不仅是没有疾病，而且包括躯体健康、心理健康、社会适应良好和道德健康"，还列出了十条细则。古人提出的要求，与联合国卫生组织提出的标准，与我们党十九大提出的"实现人的全面发展""为人民群众提供全方位全周期健康服务"的目标是一致的。围绕这些问题，我们应该有一人一病一方一药的实际成果，也应该开阔眼界，加强"实现人的全面发展""为人民群众提供全方位全周期健康服务"的探索和实践，这同样是更广大、更重要的"医学高峰"。

例如，开辟深入发掘儒医精华，充分发挥儒医优势的新征程。在中医学和儒学经典中，以深邃系统的哲学智慧，生动鲜明的世界观，精神内守、扶正祛邪的生命观，倡导正气、立德树人的人生观、价值观，以五运六气、四时八节、二十四节气、七十二候的自然观，利用治国、治人、治病的综合功能，加强简约相宜、法方无尽、行之有效的临床实践等。以上内容都与人的全面发展，与人的健康直接相关，对这些内容，如何从医学的角度挖掘阐释，如何推广应用，如何实现创造性转化、创新型发展，都有许多事情可做。

对总书记的贺信，特别是总书记对广大中医药工作者提出的希望，是我们联系实际、学习贯彻党的十九大精神的重要内容。对此，国家卫生健康委员会、国家中医药管理局已经提出了明确要求。前不久，总书记在学习贯彻党的十九大精神研讨班开班仪式上，向全党提出了三个"一以贯之"的新要求，明确指出："我国正处于一个大有可为的历史机遇期。"在 5000 多年的历史长河中，中华民族曾有过很多机遇，但真正抓住机遇、开创盛世的屈指可数。我想，祖国的医学事业与国家、与民族命运息息相关，我们学会和学校具有深厚的专业积淀、具有丰富的实践经验，具有服务人民福祉的优良传统，在党和国家事业发展的新时代、新征程中，一定会牢牢抓住这个"大有可为的历史机遇期"，为中医学事业的创新发展，为人民健康，为人的全面发展做出新的历史贡献。

藏医药学在中华文明宝库中的历史地位和作用①

（2015 年 11 月）

中医药是中华文明宝库中的杰出成果。在中华民族 5000 年文明史上，中医药既伴随着中华文明不断前进，又为维护中华民族的繁衍生息、健康发展做出了重大贡献。藏医药学是中华民族医药宝库的重要组成部分。在建设"健康中国"的历史进程中，深刻认识藏医药学在中华文明进程中的重要地位，积极发挥藏医药学的重要作用，加快藏医药事业的现代化发展，是很有意义的。

一、藏医药学的早期探索和运用，为青藏高原人类文明的发展进步提供了不竭动力

在中央民族工作会议上，习近平总书记指出，"多民族是我国的一大特色，也是我国发展的一大有利因素。各民族共同开发了祖国的锦绣河山、广袤疆域，共同创造了悠久的中国历史、灿烂的中华文化"。藏医学的起源和发展正是如此。

历史清楚地记载着下列事实：

自从有了人类，就有了人们对人肉体的保护、对人的生命健康的探索。人类医学知识的积累与人类的生产生活是同时进行的，这是人类史、医学史研究中的共识。

多年来，以昌都卡诺遗址发掘为代表，考古界先后在西藏自治区的聂拉木、定日、申扎、墨脱，以及青海、四川、云南藏区发掘出远在新石器时代，与衣、食、住、行密切相关的大量历史遗存。其中卡诺遗址发掘的有圆形、方形、长方形草泥房、石砌房遗址 29 处；灶穴 4 处；石器文物 7978 件，骨器 368 件；骨器中的骨针，最小的仅有 24 毫米，针眼完好无损（陈庆英、高

---

① 节选自在咸阳西藏民族大学"环喜马拉雅经济带发展论坛"上的发言，刊登于2016 年 3 月 3 日《西藏日报》第 8 版。

淑芬《西藏通史》)。这说明，古代先祖修建房屋以抵御自然界的风霜雨雪，熟知用火提高生活质量、生命质量，制作石器骨器以方便生产、维护健康。

西藏最早的苯教传说与文献记载，远古的苯教祖师辛饶米沃制定了苯教的五大明（工巧明、声明、医方明、外明和内明）和主要著作，有《十万疾病黑》《除病诊断十万花》《十万药全胜白》《蓝天本十万心》等，并传给了"八大仙人"，创立了系统的藏医学体系。(蔡景峰《藏医学通史》)

西藏历史唐卡《雪域原始苯教祖师辛饶米沃》展示了祖师居中，八仙相拥，共同沟通天地和无数药物的场面；在《生命树》唐卡中，则用树木的根、干、枝、叶表达人体功能和疾病变化，形象生动地表达了人与自然融为一体的理念和思想。

到吐蕃时期，以玉妥·云丹贡布为代表的藏医九圣，以《四部医典》为代表的藏医经典，提出了系统的藏医理论，即维持人体健康的三大因素是隆、赤巴、培根；五源是水、土、火、风、空；构成人体的七种物质：乳糜、血、肉、脂、骨、精、髓；三种排泄物是粪便、尿、汗；由无明而产生的贪、嗔、痴，三毒致病；人生产、生命活动的六个季节，即初春、后春、夏、秋、初冬、后冬。这三大因素、七种物质、三种废物和三种致病因素平衡失调，可导致 424 种疾病和人生命的 25 种状态，这些内容都生动、具体地体现了天人合一、心身合一和人与自然、人与社会相应相通的理念和思想。

早期藏医药学的这些内容和传说，与中医药学的历史、基本理论，与以希波克拉底为代表的古代西方医学的许多认识，都是相通的。

对人类早期文明中的这种现象，马克思、恩格斯运用科学的历史唯物主义观点做了深刻分析。他们从"人猿相揖别"开始，在《〈博士论文〉献词》《德意志意识形态》《费尔巴哈论纲》和《黑格尔法哲学批判》中，先后明确提出了四个重要判断：一是"精神和大自然是人类最好的神医"；二是"人们自己开始生产他们所必需的生活资料""这一步……是由他们的肉体组织所决定的"；三是"人的本质，就其现实性来说，是各种社会关系的总和"；四是"人的根本就是人本身"。

对"人的肉体组织"、对"人本身"和人的生命在人类社会形成和发展中的作用，恩格斯在《自然辩证法》中，进一步做了分析，他把语言和劳动与"人的肉体""脑髓""感觉器官""听觉器官""人的意识""抽象能力""推理能力"等，统称为产生人类社会的"新的因素"，是推动人类社会发展的"有力的推动力"和"更确定的方向"。（《马克思恩格斯全集》第3卷，第512页）

马克思、恩格斯关于人类生命科学的这个重要思想，深刻说明人的存在是人类社会存在的基本前提，人的生产、生活和人的精神活动，是人类社会进步的重要因素。以维护人的生命，维护人的生命健康为主题的中医学、藏医学在中华文明发展中，与人的生产、劳动融为一体，构成了推动人类社会前进的巨大动力。

在世界范围内，据我国西晋《通典》《后汉书》记载和美籍华人段纪宪等研究，第一次有记录的人口统计是在公元前2200多年中国夏禹时期，记为"平水土，分九州，数万民"，"数万民"的人口数约为1350万，到汉代，为5960多万，到唐代开元十四年，为1.2亿左右，从那时至今，我国一直是世界人口最多的国家。青藏高原高寒缺氧，人类的生产生活遇到了不少困难。但是，我们的先祖在青藏高原，同样创造了灿烂的文化，这与藏医药所发挥的作用是密切相关的。

二、藏医药学的丰厚积累，熔铸了中华文明和传统文化的基因和根本

以上马克思、恩格斯对人的肉体、人的器官组织、人的生命重要意义的分析，同样适用于西方古代医学。但是很可惜，西方医学鼻祖希波克拉底的学说经过一段时间的传承发展，到了亚历山大时期，"整个文化起了巨大变化""希腊古文明在世界中失去了文化上的领导地位""可能由于亚历山大城的政治情况，使王国衰落以至最终使王国颠覆的事件，使亚历山大医学迅速衰落""从而使医学走向教条主义的死胡同"。（卡斯蒂廖尼《医学史》141~144页）

相反，中医药学和藏医药学却不同。自中医药学和藏医药学体系形成至今，无论自然环境、社会环境如何变化，都既坚持根本又不断与时俱进；它的丰厚积累，浸透着中华文明和传统文化的基因。正如习近平总书记所指出的，"要了解今天的中国、预测明天的中国，必须了解中国的过去，了解中国的文化，当代中国人的思维，中国政府的治国方略，浸透着中国传统文化的基因"。

首先，历朝历代，东西南北，都有一批又一批仁人志士为之献身。据李

经纬教授主编的《中医人物词典》收录，从古至上世纪中叶，对中医发展做出卓著贡献的历史人物有 6200 余人，马伯英教授在专著《中医文化史》进一步选出的代表人物也有 490 人。蔡景峰教授撰著的《藏医学通史》等著作中，收录了从远古先民到吐蕃王朝、萨迦和帕摩竹王朝、甘丹颇章时期，以及近现代对藏医药学的发展做出卓著贡献的历史人物，如藏医九圣、玉妥·云丹贡布、第司·桑吉嘉措和当代钦绕诺布、强巴赤列、措如·次郎等，都做了详细介绍。书中引述第司·桑吉嘉措所著《藏医史》（1703 年）的"名医颂"一段，列举了包括释迦牟尼、耆婆在内的数十名与藏医相关的重要人物。

同时，藏医经典浩如烟海。由宇妥宁玛·云丹贡布所著、成书于公元 8 世纪的藏医奠基之作《四部医典》，共分四部，174 章，对人体生理、解剖、病理、诊断和治疗进行了全面的描述。藏医药学家帝玛尔·丹增彭措所著的《晶珠本草》，共收集药物 2294 种，分 13 类，药材 1176 种，是对藏药的系统总结，所记载的许多药物都具有鲜明的民族特色、高原特色，其地位等同于中医学的《本草纲目》，都是中华传统医学宝库中的瑰宝。

在藏医学的发展里程中，还创办了别具特色的教育传承制度和医德规范。《四部医典》的作者宇妥宁玛·云丹贡布在 55 岁时，在工布曼隆创建了别具特色的医学寺院，培养了 300 多名医学人才。他还规定了相似主任医师、主治医师、医师、医士的不同医学学位，对学生的基础学习内容、知识水平拟定了应达到的标准。他对藏医医德也提出了明确的要求，即"必须摒弃私欲、吝啬、狡诈，做一名对病人有益的医生，做一名高尚的神医，以悲悯爱护乞讨者，舍弃骑马乘骡，疾走为病人之奴，不以人命做试验，承认自己不懂"（蔡景峰《藏医学通史》150 页）等。

不仅这些，更重要的是藏医药学的医道、医理，如"整体观念""辨证施治"；藏医药学的医方医术，如饮食、起居、药物、外治等，均鲜明地体现出中华文明和传统文化的基因与根本。这种体现，虽然没有文字引用的联系，但其表达的基本理念、思维方式是完全相通的。可以说，藏医药学与中华文明中的儒、释、道各方面的联系，犹如一整块钢铁融为一体、不可分割。与以"群经之首"《易经》为代表的宇宙观、世界观，以《老子》《庄子》为代表的自然观、道德观，以孔子《论语》为代表的世界观、人生观和以《黄帝内经》为代表的人生观、生命观相互呼应，都是中华文明宝库中的重要组成部分。

三、交流互鉴，是藏医药不断丰富，不断发展的鲜明特征

据史书记载，早在隋唐时期，西藏地区与内地的物质、文化交流已经十分频繁，到吐蕃王朝形成高潮。在公元641年，唐蕃联姻，松赞干布迎娶文成公主，带入了大批中医著述和医疗器械。其中有治疗四百零四种病的医方百种，有诊断法五种，有医疗器械六种。所带入的医书被及时翻译成藏文《医学大全》，广泛流传。公元710年，唐·金城公主进藏，再次携带大批中医典籍，随行的中医师和藏译师据此编著成《月王药诊》，详细介绍了生理、病理、治疗法及329种药物知识，对天花、炭疽、雪盲、绦虫病、白内障等病均有详细记载，并记录了导尿、灌肠、放血、火灸及金针拨障术等医术（陈道瑾《藏医史概述》，江苏中医杂志1987年）。

期间，还有新疆名医比吉·赞巴希拉进藏，带去所著的十余种医书，并总结撰著了《黄色比吉经函》。同时，吐蕃王朝还以重金礼聘汉医、于阗医、天竺医合著医书，统称为《紫色王室保健经函》。

与此同时，西藏的著名医家也到山西五台山、四川、云南等地交流学习。这种交流始终没有中断，到十七世纪初，所形成的《番汉蒙药名对照表》，几乎成为当时藏医随身必备之书。

藏医学与印度医学的交流同样源远流长。史料记载，宇妥宁玛·云丹贡布曾先后三次经尼泊尔到印度学医，历时9年零8个月。先后拜访了121位大师学习，结合内地的医学著作和知识，为《四部医典》的撰著奠定了基础。9世纪中叶，著名的佛教僧人阿底峡尊者，受古格邀请入藏，带来了印度吠陀医学的重要医著《八支心要集》及注释本《集要广注·词义月光》，进一步丰富了藏医药学知识。

从史料看，藏医在发展过程中，与祖国内地医学、印度医学、阿拉伯医学、波斯医学都有广泛持久的相互交流。藏医学几乎吸收了当时世界上各民族传统医学中最先进的知识，加以消化吸收，形成既坚持中华文明的根本和基因，又有鲜明高原特色的生命科学，堪称祖国医学的瑰宝。这种不同学术体系的交流互鉴，提高了中华民族传统医学的整体水平，丰富和发展了中华文明，同时也是我国各族人民交往、交流、交融的重要体现。

四、实现民族复兴的百年梦想，为藏医药的现代化发展开辟了广阔天地

回顾藏医药的历史，明显看到，藏医药的发展与西藏的历史和藏民族的命运息息相关，与祖国大家庭的命运息息相关。早期，藏民族在青藏高原的生活是安宁、祥和的，藏医药的萌芽和人类社会健康知识的积累同步发展。吐蕃时期，全藏统一，社会稳定，经济繁荣，与内地关系密切，对外交往频繁，产生了成熟、完备的藏医学体系，积累了大量的医学典籍，培养了大批医学人才。藏医学的这种繁荣一直持续到十八世纪初叶，以桑吉嘉措 1689 年编写《四部医典蓝琉璃》、1704 年召集画工精心绘制出 79 幅彩色医学挂图、1735 年丹增彭措撰著《晶珠本草》为标志，藏医学从理论到实践都发展到了很高水平。

但是，近一两个世纪以来，西藏地区和祖国内地一样，遭受了同样的命运。帝国主义列强入侵和分裂势力渗透破坏；广大农牧民和农奴内受封建农奴制和"三大领主"的剥削压迫，物质生活异常贫困，甚至连起码的卫生条件也无从谈起。藏医药事业急剧衰落，医疗机构、医师、药工数量急剧减少，甚至到了奄奄一息的地步。

1959 年，西藏民主改革，党和政府高度重视藏医药事业的发展。历史悠久的藏医药受到了法律的保护，国家和西藏自治区先后制定颁布了保护发展民族医药、藏医药的法规和条例。创办了全国第一所民族医药高等院校——西藏藏医学院，西藏自治区和其他藏区各地、市、县先后建立了藏医院，设置了藏医科，开办了藏药厂。藏医药重新焕发了勃勃生机，成为深受广大群众欢迎，为广大群众健康服务的重要事业。

盛世修典。近年来，我国藏医药文献整理取得了前所未有的成就。例如，2012 年，迄今规模最大的藏医药文献编纂工程《藏医药大典》出版发行，全书 60 卷，6000 万字，分为藏医学史、古代医籍、四部医典、临床医著、药物识别、药物方剂、药材炮制、仪轨颂词 8 大总义 78 章 492 节，收录了 638 部藏医药经典古籍和近现代代表性论著，涵盖了藏医药学从理论到实践几乎所有的内容，时间跨越了从公元前 7 世纪至今 2900 多年的历史，是对藏医药学理论实践和历史成就的一次全面系统的集成。西藏藏医学院在国家出版基金资助下，出版了《中国藏医药影印古籍珍本》，共计 30 卷、

2700万字。收录了100余部珍贵藏医药学及天文历算古籍手抄本，内容涉及藏医药学历史、基础理论、药物药理、临床经验、药物方剂、炮制工艺及天文历算等各个方面。

藏医药学除在西藏发挥重要作用外，在全国和世界也产生了越来越广泛的影响，先后召开了多次国际藏医药研讨会，在藏区形成了完备有效的藏医药服务体系、科研体系，形成了一批有影响力的藏药企业。受到联合国教科文组织和许多国际友人的高度赞扬。

2015年9月，在拉萨召开的藏博会五省区藏医药论坛上，自治区主席洛桑江村代表自治区人民政府的讲话中，把藏医药明确定位为"重要的基本医疗资源、重要的特色经济资源、重要的创新科技资源、重要的优秀文化资源、重要的高原生态资源"。国家和自治区人民政府对藏医药的发展规划了新的宏伟蓝图，古老的藏医药事业必然伴随着中华民族的伟大复兴，迎来创新发展的春天。

新安医学流派的历史必然和时代贡献①

(2018 年 12 月 1 日)

新安医学在中医药事业和中医药学术发展中，是一个盛极于明清和当代，贡献卓著、影响深远的著名学派。其产生和发展是历史的必然；其丰硕成果、卓著贡献具有重要的时代价值。深入研究和科学总结新安医学，对中医药学的振兴发展有重要意义。

一、新安医学是中医药学流派传承发展的规律所在、历史必然

20 世纪 80 年代，原北京中医学院创始人之一、我国著名中医学家任应秋教授对中医流派做了系统的历史考察。他从春秋战国百家争鸣对中华文明发展的推进入手，将《汉书·艺文志》所记载的医经 7 家、方技 36 家，称为"36 个学派"。

武进谢利恒的《中国医学源流论》，将《汉书·艺文志》所称的 36 家演进、发展为"三世：一曰黄帝针灸，二曰神农本草，三曰素女（天子）脉诀"，并指出之后的华元化为黄帝针灸一派，张仲景为神农本草一派，秦越人为素女脉诀一派。

孔颖达的《礼记正义》从传说开始，讲周秦两汉、魏晋隋唐的学派情况。孔颖达还指出，宋至金元，是又一次中医学派争鸣，明清以后的学派争鸣和创见形成了高潮。在此基础上，任应秋教授提出了中医药发展中的七个主要学派：医经学派、经方学派、河间学派、易水学派、伤寒学派、温热学派和汇通学派。我们注意到，在这些学派的产生发展中，都有新安医学的代表人物。特别是金元明清，正是新安医学的高速发展时期，从理论到临床，从医籍整理到刻板印刷，从人才培养到交流、普及，都有独特贡献。这也是至今，新安医学仍然蓬蓬勃勃、欣欣向荣的历史原因。

---

① 本文节选自在安徽黄山市委市政府召开的"第四届新安医学学术研讨会"上的发言，刊登于 2018 年 12 月 12 日《中国中医药报》，刊登时有删减。

任应秋教授不仅列举了以上事实，还多次引用《黄帝内经》的多处论述。如《素问·金匮真言论》："非其人勿教，非其真勿授。"《素问·三部九候论》："愿闻要道，以属子孙，传之后世。"《素问·方盛衰论》："授师不卒，使术不明。"说明"其人""真人"，代代传承，师徒圣明，是中医药学的内在要求。

由此可见，新安医学作为一个典型流派，其形成、传承和发展，是中医药学发展规律所在，是历史必然。

二、新安医学是中华文明交流发展的一个杰出代表

新安地区的文化、中医药学有着悠久的历史、优良的传统。见诸史料记载的，如东晋新安太守羊欣"素好黄老，兼善医术"；如唐初歙县尉杨玄操"精于训诂及医道"。羊欣、杨玄操虽属客居，但史籍能有这样的记载，可见其当时之风气。另从孙思邈《千金要方》一句"江南诸医，秘仲景方不传"中，也可看出隋唐中原以南地区中医药的发展已有超越之势。

唐末藩镇割据，五代十国战乱，金兵南下，至南宋偏居一隅。中华文明中心整体上从中原南移。新安徽州各县自然条件优越，社会环境稳定，成为北方南迁的理想居住地。首先是宋明理学深入人心，如史籍记载："人为朱子邦，学为朱子书，心为朱子教，行秉朱子新。"邹鲁之风、儒家之道繁荣，文化进步，徽商徽派，层出不穷，形成了徽州新安的勃勃气象。与此同时，道教、佛教并起，珠算法发明者程大位、江南画派创始人浙江哲学家戴震，还有红顶商人胡雪岩等新安代表人物，先后为中华文明做出了重要贡献。以至江西抚州著名戏剧家汤显祖说："一生痴绝处，无梦到徽州。"

总书记说，"中医药是中国古代科学的瑰宝，也是打开中华文明宝库的钥匙"，"是中华文明的结晶"。新安徽州地区这样丰厚的文明积累、浓厚的文化氛围，为新安医学的产生、繁荣创造了良好条件，又展示了新安医学的重要意义。

譬如，历史悠久，人数众多。新安医学起源于唐宋，兴盛于明清，至今传承不断，仍发挥着重要作用。前后近两千年。史籍记载的从医人数有"668人""788人"和"939人"不等，新安医家的专著有"500多部""615部"和"800余部"，差距在于统计的朝代和资料，但都是有根据、有姓名、有事迹的。在新安这样一个地区，史书记载的医家、医著如此之多，

在全国是唯一的。

再譬如，创新发展，贡献卓著。在传承、继承中创新，在包容、开放中发展，这是新安医学的重要特点。首先是对前辈医家的学习和研究，产生了张杲的《医说》，系统介绍了医家110多名，成为我国现存最早的医史人物传记。新安医家对中医古代经典和前人医案的研究，成果涉及《黄帝内经》《伤寒论》《本草纲目》《脉经》《针经》和中医临床各个方面。

在这些成果中，元代名医王国瑞的《铜人针经秘语》和《扁鹊针灸玉龙经》，在详解《针灸铜人经》的基础上，对手足三阴三阳经脉腧穴，依据五运六气阐述经穴流注，结合临床列出了实用有效的128法，还撰写了简明易记的85首歌诀。这样的著作，既是对《黄帝内经》《针经》和《针灸铜人经》的继承，又是重要的创新和普及，在今天也应该是先进的。

特别是新安医学大发展的奠基人汪机（1463—1539），在《营卫论》一书中提出的"营卫一气论""伏气说""新感说"和"新感温病"的概念，吸收了金元四大家刘河间"六气皆从火化"的观点，突破了"祛病不越伤寒"的惯例，为后世吴有性（1582—1652）、叶天士（1666—1745）等大家创立温病学提供了依据。温病学是中医药学在近代以前最重要的创新。林则徐在鸦片战争中禁烟和指导戒烟，分析烟毒致病上瘾的机理，创制的戒烟药方忌酸丸、补正丸和四物饮、瓜汁饮，运用的都是温病学的原理。可以说，新安医学在中华民族抵抗帝国主义的侵略中是有重要贡献的。

三、新安医学的时代贡献

进入新中国、新时代，新安医学和全国中医药事业一样，迎来了振兴发展的春天。党和国家、市委、市政府高度重视。新安医学在国家建设、改革开放、服务人民群众等各方面做出了卓越贡献。仅以当代新安医学的杰出代表、国医大师李济仁先生，国家级"非物质文化遗产传承人"张舜华先生一家为例。有以下八个方面：

第一，世代传承，大道生辉。唐·王勃的《难经·序》，概述了上古医学的传承经历："昔者岐伯以授黄帝，黄帝历九师以授伊尹，伊尹以授汤，汤历六量以授太公，太公授文王，文王历九师以授医和，医和历六师以授秦越人，秦越人历九师以授华佗，华佗历六师以授黄公。"今天，李、张二老一家，一起于李唐，一起于宋张。北宋名医张阔，明代世祖守仁，至今日

"张一贴"，泱泱十五代。如此继承古人，又超越古人；如此根脉不断，灵魂永存，方有了中医大道绵延传承，熠熠生辉。实为超越时空，中医奇迹，文明奇迹；实为天下康宁，国家之幸，万民之幸。

第二，民族脊梁，国医双馨。 李老为"首届国医大师"，张老为"国家级'非遗'传承人"。两项殊荣，绝非易事。非仅有"资历"不可为，非出类拔萃不可为。五千年中华文明，结晶瑰宝，首推中医。天覆地载，万物悉备，儒医一体，莫贵于人。这正是中华文明的特征，也正是中医药的主题。李、张二老，幼承祖训，终生献身；沐风栉雨，不忘初心；无论都市山林，一心一意，致力于做人、为人，倾心于救人、育人。如此堂堂人生，堪称民族脊梁；如此洞明医道，理当国之大医。

第三，道德模范，国士之风。 唐·司马迁赞李氏先祖少卿："事亲孝，与士信，临财廉，取予义。"史祖十二字箴言，字字珠玑，先祖高风亮节，传承至今。2016年，二老一家荣获首届"全国文明家庭"称号。"孝悌忠信，礼义廉耻，自强精进，厚德中和"的家规家训，"源于新安、立足国学、重视临床、走向科学"的卓著贡献，通过首届"全国文明家庭"表彰大会在中央电视台的演播大厅传遍五洲四海。孙中山先生曾经赞誉的"中国的宝贝"，习近平总书记倡导的"文明家庭"，二老一家都做出了表率。

第四，敬奉先辈，锱铢昌明。 "以史为鉴，可以知兴替"，可以兴学术。这也正是二老为中医事业发展和学术繁荣，尽心尽力之处。一是熟读经典，悟道发挥。从《黄帝内经》到《伤寒论》，从《金匮要略》到《本草纲目》，医籍经典，一一诵读，字斟句酌，了然于心。还撰写和主编了多部经典教材和《内经知要》《痿病通论》《杏轩医案》《李济仁临证医案存真》《中医时间医学》等创新专著。二是珍惜医史，总结前人。二老为总结新安医学投入了深厚感情和巨大精力。新安医学研究的多个学会、刊物和组织，他们义不容辞，参与其中，担任领导和顾问。他们主编的《新安名医及学术源流考》《大医精要——新安医学研究》为近千年、近千名新安医学和前辈树立了丰碑。

第五，精益求精，仁心仁术。 经典，是中医之根；临床，是中医之本。二老仁心仁术、济世救人。从新中国诞生开始行医，跨世纪、过花甲，至今仍坚持在临床一线。二老精心传承的"张一贴"，成为国家非物质文化遗产；精心编著的《临床治疗学研究与应用集成》融研究与应用、医道与医理、医方与医术为一体，具有很高的学术价值、应用价值；精心积累的两部《医案存真》，既是二老六十多年行医实践的结晶，又是新安医学的创新和发展，更是对新中国、新时代中医药学的卓著贡献。

第六，**学为世范，诲人不倦**。从李老 1959 年调入安徽中医学院、张老很早就在基层行医开始，二老就承担起了教学育人、实践育人的责任。李老重经典、重临床，先后在安徽、北京、广西多个大学和省市讲学，应邀到美国、加拿大、日本、东南亚和澳大利亚等国家学术交流。张老的以身示范，获得了群众广泛赞誉："铁打的身体，马不停蹄，上到北京，下跑遍农村。"确实是言行在一人，口碑在民心。

二老的医术、行为，引起了媒体长期关注。《中医基础理论的探索者》《他把最难懂的"内经"讲活了》《佼佼学者集一家》《拳拳仁济心》《术著岐黄　心涵雨露》《宣明德范　昭示来学》《心涵雨露万家春》等有关二老的报道、通讯在省市相继刊登和国家媒体屡屡出现，直到新华社通稿和中央电视台的新闻联播，都有报道。如此扎根一省，影响全国，身居一地，誉满天下，实为新安之荣幸，中医之荣幸。

第七，**德文化育，群星灿烂**。二老的子女、家人，个个出类拔萃；二老的门生、学子，人人成才成器。这得益于家教家风，得益于学风校风，得益于院风医风，得益于家人、学子自身的感悟和修为。其要在于二老以身示范、言传身教，抓住了两个根本：一是大医精诚，以德为先；二是方法多多，以文化人。

800 年前，先祖张杲为上古 110 位医家立说，创医界之先；今天，李老又细考所有新安前辈，详述仁德贡献，启今人，留后世。如此奉典敬祖，大德大孝，实为育人之至宝。岁月煌煌、琐事茫茫，二老刻苦读书，勤奋学习，深悟民族文明文化，视之为生生之衣钵饮食。如此以文化人，实为育人之正道。人生天地间，男女老少，士农工商，各有其道，凡有一事相见、一病相求，皆如至亲之想，一心赴救，无做功夫行迹之心，无图名利钱财之意。如此仁义品格，看若细微，行在日常，实为育人之大道。

第八，**使命担当，振兴发展**。习近平总书记指出："当前，中医药振兴发展迎来了天时、地利、人和的大好时机。"市委、市政府连续四次召开新安医学学术会议，这是市委市政府的见识和重视；李老、张老八九十岁高龄，仍坚守在临床第一线，这是二老的境界和自觉。特别是二老的长子，北京中医药大学国学院张其成院长，是全国著名的国学、中医哲学、文化学家，为我们在各方面做出了榜样。2010 年，习近平主席第一次在澳大利亚发表了关于中医药的讲话后，张老师就率先在《中国中医药报》发表了体会文章；前不久，总书记视察中医药企业，鼓励中医药走向世界，张老师也很快在《人民日报》发表了《让中医药走向世界造福人类》的体会。还有《让中医药文化更自信》《中医药是中华文明的瑰宝》等文章。张老师是全国政协委员，在大会和平时多次向国家提出中医药发展的议案和建议，发挥了积极作用。张老师讲《易经》，讲《老子》《庄子》，讲《黄帝内经》，讲中国传统文化，足迹遍布长城内外，大江南北。

在学校，张老师提议并积极筹备成立了全国中医药院校第一个国学院并任院长。长期以来，他以深厚的国学、哲学和中国传统文化修养，编著了中医传统文化、中医哲学教材，始终工作在教学第一线。

以上列举的张老师为国家，为事业，为学为人的一些点滴，仅是李老、张老一家新一代的缩影，这是二老一家和新安医学在新时代的使命担当，是中医药学发展的大好时机、振兴发展的希望。

对新常态下，老年工作和中医药老年医学的几点认识

(2015 年 7 月)

2014 年 5 月 10 日，习近平总书记在河南考察时，首次提出了我国经济社会发展的"新常态"。他指出："我国发展仍处于重要战略机遇期，我们要增强信心，从当前我国经济发展的阶段性特征出发，适应新常态，保持战略上的平常心态。"之后，在中南海召开的党外人士座谈会上，在北京召开的亚太经合组织工商领导人峰会和中央经济工作会议上，直到 2015 年 3 月的博鳌论坛年会上，总书记多次阐述了我国经济发展新常态的鲜明特点、客观依据和基本要求。总书记指出，新常态"是不以人的意志为转移的"，"是我们做好经济工作的出发点"，"是当前和今后一个时期我国经济发展的大逻辑"，"必将给我国带来新的发展机遇"。在这里，总书记着眼于我国经济社会发展的大视野，以"新常态"为总题目，从国家战略层面深刻揭示了中国特色社会主义事业当前阶段的本质和规律，明确要求要"认识新常态、适应新常态、引领新常态"。

这次会议的主题是"国医、老龄、健康"，核心是老龄和老年医学，我们的主题和工作与今天经济社会发展的"新常态"有没有关系？是什么关系？这种关系对我们的主题和工作有什么意义？就这几个问题，我向老师们汇报一些想法。

一、人的需要和生产，人的生命和人类自身的生产，是历史发展中的"决定性因素"

130 多年前，十九世纪后半期，资本主义在欧美两大洲蓬勃兴起，经济的高速发展、人口数量和年龄结构的变化带来的各种问题同时出现。资本主义社会生产力和生产关系、经济基础和上层建筑的矛盾越来越显现。恩格斯立足当时的社会实际，运用他和马克思在对欧洲古典哲学的扬弃中创立的历史唯物主义，对人类社会的历史做了深刻分析，发表了《家庭、私有制和国家的起源》。在这部马克思主义经典著作中，恩格斯指出："根据唯物主义观

点，历史中的决定性因素，归根结底是直接生活的生产和再生产。"恩格斯说，这种"生产本身又有两种。一方面是生活资料，即食物、衣服、住房以及为此所必需的工具的生产；另一方面是人自身的生产，即种的繁衍"。（《马克思恩格斯选集》2012 年版第四卷，第 13 页）在这里，恩格斯揭示了人类历史发展的一个基本事实，就是人类直接生活的生产和再生产，人类的生命状态、生命延续是"历史中的决定性因素"。

无论古代、现代，还是未来，虽然老年的标准不同，但老年是绝大多数人必经的一个人生阶段。不可想象，一个没有老年的社会，人类社会是否能够健康存在，人类种群是否能够正常延续。在我国，人们铭记着老一辈革命家、老一代学者、专家为中华民族、中华文明的繁荣进步、传承发展所做出的卓越贡献；人们铭记着千千万万的老年人为城市、乡村、各项事业和每一个家庭所付出的心血和智慧。历史和现实都充分说明，老年人的生命状况、老年人的生活需求、老年人的身心健康与人类自身一样，是历史发展中"决定性因素"的重要组成部分。

伴随着人类进入 21 世纪，我国经济社会全面发展，人口平均寿命延长，同时也进入了老年社会。根据谷晓红教授、侯中伟副教授的研究报告，以联合国的统计标准，"如果一个国家 60 岁以上老年人口达到人口总数的 10%，或者 65 岁以上老年人口占总人口的 7% 以上，这个国家就进入老龄社会"。2000 年，我国 65 岁以上人口超过了总人口的 7%。据全国老龄工作委员会王庆书记介绍，我国当前 60 岁以上的老年人已占全国总人口的 16%，总数为 2.2 亿；而且据预测，从 2014 年起，连续 10 年，每年将递增 1000 万人。这种情况，正如总书记所说，"是不以人的意志为转移的"。它既是我们面临的经济社会"新常态"的一个重要标志，又是在"新常态"下，推动经济社会发展的一个"决定性因素"。因此，重视老年人的生活状态、生命健康，做好老年工作，是新常态的必然要求。

二、重视老年和老年人的身心健康，是中华文明的优良传统，是中医药学数千年历史发展的"常态"

老年学和老年医学是在第二次世界大战之后逐步发展起来的。我国专家、学者在时刻关注、学习国际先进经验的同时，尤其注重中华文明和中医药学对老年、养老和老年医学的探索、积累和创造。这些积累、探索、创造的成果，可用"三个一"作简要概括和表述。即：一个"孝"字，解决了农耕文明条件下的老年问题；一部经典，奠定了中医药老年医学的坚实基础；一部历史，积累了中华民族丰富的养老和老年医学经验。这"三个一"，在我们民族数千年历史上从未中断，一直发挥着重要作用，形成了中华文明和中医药学养老敬老的"常态"。

首先是一个"孝"字，《说文解字》解释为两个意思：一是"善事父母者"，二是"子承老也"。最早见于商、周金文。古代文献中的记载，有《尚书·周书》"康诰"和"酒诰"两篇，内容为驳斥"不孝不义"和称赞"孝养父母"。对"孝"的系统论述始于至圣先师孔子。孔子从"君君、臣臣，父父、子子"这个当时社会、家庭成员的角色定位出发，从"老吾老以及人之老，幼吾幼以及人之幼"这个基本的道德准则出发，明确说："仁者为人""孝悌，仁之本也""夫孝，德之本也，教之所由生也"。把孝看成做人和仁义道德的根本。在《论语》中，多处论述了孝的定义、表现和准则。孟子则进一步把"忠孝仁义"看成人的固有情感，看成是人和禽兽的根本区别。在孔孟的大力倡导下，"孝"形成了系统的理论、规范，计有《曾子大孝》《曾子本孝》《曾子立孝》《曾子事父母》，以至《孝经》，分"开宗明义""天子""诸侯""卿大夫""士""庶人""三才""孝治""圣治""纪孝行""五刑""广要道""广至德""广扬名""谏争""感应""事君"和"丧亲"十八个问题，系统做了阐述。同时，又把孝分解为"小孝""中孝"和"大孝"，阐述了"孝养衣食""继承遗志"和"报效国家"的关系。可以说，是以"孝"为纲，对农耕文明条件下，社会和家庭成员的全覆盖。对当时的老年奉养、代代传承、忠孝仁义、行为方式、褒贬标准等方面的问题都有明确论述和要求。之后历朝历代，从朝廷到民间都倡导"孝道"、尊奉"孝道"。直到今天，"孝"也是中华儿女中普及率最高的传统概念之一。

范文澜先生在《中国通史》中指出，我国早在西周时期，农耕文明已经兴起，到春秋战国，一家一户、自给自足的自然经济开始占据统治地位。春秋战国，百家争鸣，人们在探寻文明本源的同时，也在努力探讨建立适合农耕文明的社会秩序、家庭秩序。一个"孝"字，明确了家庭成员的定位、责任、传承、规范和联系。家庭是社会的细胞，家庭稳定了，社会也就稳定了；家庭成员的定位、责任、传承、规范和关系明确了，人们在社会生活中的关系就有了良好基础。一个"孝"字，在农耕文明和中华文明数千年历史发展常态中，其贡献是不可估量的。

其次是一部经典，奠定了中医药老年医学的坚实基础，就是《黄帝内经》。《黄帝内经》是中医药学的宝典，它着眼于"天人相应"和人生命的全过程，对涉及人生的老年阶段、对涉及老年人身心健康的主要问题，都有很重要的分析和阐述。

《黄帝内经》首篇《素问·上古天真论》中，黄帝提出的第一个问题就是古今老年人寿命不同的原因："余闻上古之人，春秋皆度百岁，而动作不衰；今时之人，年半百而动作皆衰者，时世异耶，将人失之耶?"接着，岐伯具体回答了上古之人年度百岁而动作不衰的原因，又从人生命的全过程、分阶段说明了少年、青年、壮年、老年身心变化的特征，到第一篇结束，讲了"真人""至人""圣人""贤人"四种长寿榜样，并阐述了他们"寿敝天地""益其寿命而强""可以百寿""益寿而有极时"的原因。

由此开始，形成了《黄帝内经》共 162 篇对天地人的相互关系，对人的五脏六腑、四肢百骸、经络腧穴、气血津液、精气神的全面认识，形成了"内经"的病因病机、治则治法等系统学说。一直到《素问·四气调神大论》，阐述了老年调养和治未病思想。在《灵枢·天年》中，又从人生命的胚胎开始，到对"六十岁，心气始衰，苦忧悲，血气懈惰，故好卧"等生理特点作了概括。通观《内经》全书，关于探讨人的衰老机理是先天精气的自然衰竭；关于调节阴阳抵御衰老；关于调节身心平衡、内外平衡和脏腑平衡防病治病；以及从社会、自然、先天、七情太过、劳逸失度等方面对衰老原因的探索，都充满了老年生命科学的智慧。一部《黄帝内经》，既是中医宝典，又奠定了老年养生、老年医学的坚实基础。

第三是一部历史，积累了中华民族丰富的敬老、养老和老年医学经验。从以上儒家"孝道"与《黄帝内经》两个方面，我们可以看到，自农耕文明开始，重视老年人，重视老年人生，是中华民族的优良传统；对老年人生、老年健康和老年疾病的认识，是中华文明和中医药学的重要组成部分。在奔流不息的中华文明长河中，"孝道""养老"为中医药老年医学积累了丰富的经验，在中华文明和中医药的传承发展中居于很重要的地位。

自公元前 206 年至公元 220 年的东、西两汉，是我国春秋战国和秦王朝之后相对稳定、有一定代表性的朝代。汉代皇帝都把奉行"孝道"作为治国理政的重要方略。2001 年出版的钱世明先生的《儒学通说》，引用了两汉文帝、武帝、宣帝三代皇帝的五道诏书，从中可以明确看到，早在汉代，就将奉行孝道，看作是"天下大顺"，就是"扶世导民""移风易俗"、尊老敬亲、治国理政的大事，而且制定了各种倡导孝行的具体政策。如凡死了祖父母、父母的人，不服徭役，要在家里办理丧事；平时，要减轻赋税，增加百姓家庭收入，避免贫困乏资无力供养父母的情况；对孝敬老人做得好的人可减免赋税，可推举为官等。

除此之外，多个少数民族政权也继承了"孝悌"思想和传统。南宋期间北方兴起的金朝，计有近120年，大定十四年四月，金世宗对皇太子和亲王们说："人之行，莫大于孝悌。孝悌，无不蒙天日之祐。汝等宜尽孝于父母，友于兄弟。"同样把孝悌看作做人的首要大事。还说到兄弟之间，如何对待妻妾之言，"自古兄弟之际，多因妻妾离间，以至相违。且妻者，乃外属耳，可比兄弟之亲乎？若妻言是听，而兄弟相违，甚非理也。汝等当以朕言常铭于心"。这是自古至今的一种陋习，应予注意。另外，也要看到历史上的"贤妻""孝女"是很多的。金世宗对皇子们叮嘱这些话，说明他对孝悌的思考是很多的。大定十一年，他又强调说："以勤修道德为孝。"进一步把修道德，完善人格视为孝，这样的人，既有益于家，又有益于国，这样的孝当然就是大孝。

我国历史上尊老敬老的传统，在中医药学发展史上，可以说体现得最为深刻，最为实际，最为具体。首先是东汉医圣张仲景，当时几次瘟疫流行，张仲景"宗族素多，向余二百，犹未十年，其死亡者三分有二"，出于虔诚的孝悌之心，张仲景辞掉长沙太守，随家乡名医张伯祖潜心学医，勤求古训，博采众方，创立了辨证论治理论体系，总结了治疗瘟疫的六经辨证和治疗杂病的脏腑经络辨证法，其卓越贡献使我们至今受用不尽。再是针灸先圣皇甫谧，"年二十，不好学，游荡无度，或以为痴。尝得瓜果，辄进所后叔母任氏"。任氏很伤心，哭着对皇甫谧说："《孝经》云：'三牲之养，尤为不孝'。汝今年逾二十，目不存教，心不入道，无以慰我。"还用孟母三迁和曾父烹豕（shǐ）的例子教育皇甫谧。"谧乃感激，就乡人席坦授书，勤力不殆。居贫，恭自稼穑，带经而农，遂博综典籍百家之言。沉静寡欲，始有高尚之志以著述为务"，以至"得风痹症，犹手不辍卷"，撰写《针灸甲乙经》等医学著作，成为一代文化大家、中医大家。

唐代药王孙思邈在《备急千金要方》序言中，明确提出"君亲有疾不能疗之者，非忠孝也"。到宋代史崧等人校订《内经·灵枢》时，又强调，"不读医书，又非世业，杀人尤毒于梃刃。是故古人有言曰：为人子而不读医书，尤为不孝也。"之后历代医家，都继承了《论语》"父母唯其疾而忧"的思想，把"孝道"作为自己学医行医最基本的职责。

与此同时，在《黄帝内经》的基础上，历代医家都探索总结了中医老年医学的丰富内容。首先在唐·孙思邈的《备急千金要方》第二十七卷中，全面系统地总结了扁鹊、岐伯、黄帝、嵇康、仲长统、抱朴子、魏武、皇甫谧等上古医家关于老年、养性和治未病的系列论述。李长福父女编著的《孙思邈养生全书》将这些内容分成11个方面做了系统介绍，又集纳了药王养老养生著作9篇，除两部《备急千金要方》的"序言"外，还有"卫生歌""枕上记""养生铭""练气铭""保生铭""摄养论""福寿论"等，内容都很精辟、很生动，极有价值。特别是系统总结了孙思邈两部《备急千金要方》中丰富的老年医学思想，共12篇75章40万字。内容涉及"养性""治未病""食治""补益"、男女、老幼、"辟谷""退居""飞炼""禁经"等。药王以141岁高寿为人师表，又以博大精深的养生思想启迪后人，既是我国古代医学集大成者，又是古代中医老年医学集大成者。

在孙思邈之后，历代医家、医书对老年医学的传承和探索从未停止。金·张从正的《儒门事亲》和清·曹庭栋的《老老恒言》又有了新的发展。值得注意的是，在我国历史上，不仅朝廷、儒家、医家重视老年和老年医学，佛家和道家也都把老年和老年医学作为修为、礼佛、布道的重要内容。如佛家的《佛说父母恩重难报经》《地藏菩萨本愿经》和《盂兰盆经》；道家的《太平经》《太上老君说报父母恩重经》和《净明忠孝全书》等。

时至今日，关于敬老、养老、养生的学术成果就更多了，除上面说到的李长福父女的著作外，还有沈庆法、谷晓红老师的专著《治未病延年益寿》等。中华文明和中医药学延续数千年，始终重视老年、重视老年人生、重视老年医学，这是我们民族历史的常态。这在人类文明舞台上，的确是独一无二的。

三、经济社会发展的新常态对中医药老年医学提出的挑战和机遇

从以上历史的回顾中，我们可以看到，如何认识和对待老年问题，与当时社会的政治、经济、文化和价值观念密切相关；与当时治国理政、经济发

展、家庭状况和个人生活密切相关。同时，中医药老年医学在社会发展中，既发挥着重要作用，又实现了自身发展。

"人命至重，有贵千金"。人民群众对健康的期盼，始终是最基本的需求。习近平总书记在十八大闭幕会见记者的讲话中明确指出："人民对美好生活的向往，就是我们的奋斗目标。"这就从历史唯物主义的基本原理上，将政治、经济、文化和国家、社会、家庭、个人多个维度，统一在了人民群众的期盼上。为我们正确认识和处理好新常态下的老年问题奠定了坚实的思想基础。

中华人民共和国成立以来，党和政府一贯重视敬老、养老和老年健康工作。20 世纪 50 年代初期，为解决灾民、难民和孤寡老人问题，特别是安置好复转残疾荣誉军人，全国先后建立了 920 多所荣军院、收养院；1958 年，各地城乡建起了 15 万个敬老院；1961 年经过整顿调整，缩减为 733 所；1965 年，再次调整，将已建的养老、收容机构统一改为福利院。到 20 世纪 70 年代后期，福利院逐步恢复；20 世纪 80 年代和 90 年代初，福利院逐步走向正轨并开始了政府扶持、社会化养老改革试点。从 1979 年到 2014 年，国家和相关部委共发出关于老年工作的文件、决定、意见 46 件，新建、改建包括老年社会福利院、敬老院、养老院、老年服务中心、老年公寓、老年护理院、康复中心、托老所等机构 42000 多所，常年在养老机构生活的老年人有 310 多万。

特别是 1996 年，全国人大制定并通过了《中华人民共和国老年人权益保护法》，今年 4 月经过第二次修订，共有九章 85 条，涉及老年人权益的方方面面。中共中央和国务院于 2000 年专门发出了加强老年工作的决定，明确提出我国社会主义初级阶段老年工作的目标，即努力建立和完善有中国特色老年社会保障制度和社会互助制度；建立以家庭养老为基础、社区服务为依托、社会养老为补充的养老机制；逐步建立比较完善的以老年福利、生活照料、医疗保健、体育健身、文化教育和法律服务为主要内容的老年服务体系，切实提高老年人的物质和精神文化生活水平，基本实现老有所养、老有所医、老有所教、老有所学、老有所为、老有所乐。以上这些，既是我们的辉煌成就，也是我们做好新常态下老年工作的基础和有利条件，又可看出目前的现状与实际需要存在的差距。根据当前我国经济社会发展的新常态，提出了四个显著问题。

一是当前我国仍处在社会主义现代化建设的战略机遇期，从现代化建设与传统经济发展，从生产力到生产关系，从经济基础到上层建筑，都发生了很大变化。这种变化，必然涉及老年工作的方方面面。其中的很多问题，都需要我们通过深化改革逐步解决。

二是我国经济从近三十年的两位数高速增长，转向7%左右的中高速增长，财政收入下行压力增大。2015年1月20日国家统计局公布2014年国民生产总值增长率为7.4%，创24年来新低。这种压力，以不同的形式会在老年工作中有所体现。

三是劳动力流动速度快，数量大。以农村劳动力向城镇转移并落户，农村和城镇劳动人口横向流动、公共和私人不同体制跨部门流动为主要特征的劳动力流动涉及全国，数量巨大。大规模的劳动人口流动，必然和已经广泛涉及老年人生活、健康的多个方面。

四是人口老龄化不断加剧。劳动年龄人口比重持续下降和老年赡养率持续走高，2.2亿的老年人且正在连续10年、每年以1000万的数额不断增长，已成为我国人口年龄结构的常态。这更是老年工作、老年医学必须面对的现实。

综合我们的基本国情、历史经验，立足时代需要、改革发展，客观地为我们清醒认识新常态、解决新问题、开创新局面，指出了明确方向。

第一，把科学合理的解决好老年问题，作为新常态下经济社会发展的一项基本国策。人口、人口结构、人口生存状态是基本国情。为控制人口，为保护环境、保护耕地，我们先后把计划生育、保护环境和耕地作为一项基本国策，统一思想认识，形成政策合力、工作合力，取得了明显效果。这也体现了以人为本的基本理念，既有利于在法律和中央决定基础上统一认识、集中智慧、避免碎片化；又有利于形成合力、抓好落实，惠泽于千家万户、方方面面。

第二，充分发挥中医药"国医国药"的优势和作用。人类有了人口统计，我国一直是世界上人口最多的国家，这与中医药的作用是密不可分的。习近平总书记关于中医药学"是中国古代科学的瑰宝"，"是打开中华文明宝库的钥匙"的论断，科学揭示了中医药学的本质和地位。中央已经提出了建设"健康中国"的要求，老年人口的健康，是"健康中国"的重要标志。包括美国在内的西方国家，医疗改革都遇到了很大困难。李克强总理明确提出，我们要用中国方式解决医改难题。总理所说的"中国方式"，主要就是中国的文化，中国的思维方式、行为方式，就是中医药学的理念、思维和养生、医疗知识。历经几千年实践检验，可以看到，中华优秀传统文化的普及，中医药理念、思维和养生、医疗知识的广泛传播，必然带来人口素质、健康水平的普遍提高；必然带来老年工作和中医药老年医学的蓬勃发展。

第三，树立符合老年社会、老年人口、老年健康客观实际和客观规律的思想和理念。所谓"新常态"，首先是思想观念的转变，这是认识客观事物，把握事物本质，遵循客观规律的基本要求。因此，做好新常态下的老年工作，明确认识、更新观念十分重要。

首先，我们要做到全面认识老年社会。目前所说的老年社会，是一个部分人口寿命和人口比例形成的概念。60岁和65岁以上人口比例增大，是人的预期寿命延长、人口健康状况改善的表现。其根本原因在于社会稳定、经济发展、人民群众生活改善。在我国历史上，凡是执政时间较长，社会相对稳定的朝代，都是人口增长较快的时期。我们的老年社会，必然是一个稳定、繁荣、充满生机、充满希望的社会。

其次，全面认识老年人。我国历史上孝敬老人的传统，是在对老年人全面认识的基础上逐步形成的。孔子所说的"不惑""耳顺""知天命""随心所欲不逾矩"；《内经》所说的"提携天地、把握阴阳""淳德全道、和于阴阳""游行天地、视听八达""处天地之和、从八风之理""辨列星辰""合同于道"；百姓所说的"家有一老是个宝""不听老人言、吃亏在眼前"等。所以，老年人绝不仅仅是"奉养"和管理，正如恩格斯所说，同样是"历史的决定性因素"的一部分。

再次，全面认识"孝道"。中华民族传承数千年的"孝道"，是封建社会家庭、社会伦理道德的核心理念之一，在新的历史条件下，仍有重要意义。"奉衣食""多陪伴""常回家"等，仅是其中的基本要求。在古代，"福""寿""康宁""修好德""考终命"和"修身""齐家""治国""平天下"都与"孝道"密切相关；在今天，与"继承优良传统""塑造良好品德""好好学习""努力工作"以至"热爱祖国、服务人民"也密切相关。"见之皮毛，终不得也"。"孝道"的深厚内涵和时代意义确实有必要进一步全面认识、深入阐述。

最后，全面认识老年工作。今天，我们的老年工作，国家有法律，中央有决定，各级有机构，各种问题都有文件、有规定，尤其是涌现出了许多感动人心、启迪人心的先进典型、先进经验。这是社会的巨大进步，也是我们的成就。在现有基础上，改革创新，努力发挥政策的导向作用，机构的组织作用，职能的服务作用，充分认识老年工作与全局工作的密切关系，充分认识家庭在老年工作中的重要作用，切实改变老年工作部门化、单一化和对居家养老研究不够、扶持不够的现象，努力形成全社会尊老敬老的良好风气。

从玉田"圣人"王清任说起^①

（2018 年 5 月 18 日）

玉田县历史悠久、人文荟萃。《黄帝内经》说："圣人者，处天地之和，从八风之理。""形体不敝，精神不散。"《汉语大词典》对"圣"的解释是："道德高尚、有大智慧"的人，"学识和技能有极高成就"的人。按照这些论述，我们称先祖王清任为圣人，恰如其分。同时，毛主席说"六亿神州尽舜尧"；总书记说"人民最伟大"。在玉田七八十万最伟大的人民群众中，有一位当代的杰出代表，就是北京中医药大学的钱超尘教授。钱教授和玉田的乡亲们一样，不仅继承了先祖王清任的精神，而且在新时代为中医药的创新、传承与发展，做出了重要贡献。

一、先祖王清任的家国情怀和革故鼎新

1985 年 6 月，在中共中央书记处的一次会议上，专门研究了在解放思想、改革开放条件下，要进一步重视中医，又一次强调对中医与西医要同等对待。贯彻这次会议精神，中医科学院广安门医院组织编写了在中医历史上，对当前中医临床有指导意义的 40 位医家的医疗经验，汇集成《中国历代名医学术经验荟萃丛书》，由中国科技出版社出版。其中，陈世奎、孙怡教授编写了有关王清任的分册，书名是《活血化瘀名家王清任》。从中医史的记载和陈世奎、孙怡教授的介绍中，我们可以明显感受到王清任的家国情怀和革故鼎新的高尚精神。

王清任生活在清代乾隆、嘉庆、道光年间，这正是我国 2000 多年封建社会由盛到衰、走向没落的历史转折期。王清任自小习武，有一身好武艺，也曾捐了一个千总军衔。但是，买官做官的经历带给王清任的不是喜悦而是烦恼。当地知县把当时的公共路桥——鸦鸿桥收为"官桥官渡"，过桥收费，

---

① 节选自作者 2018 年 5 月参加唐山市玉田县举办的"王清任中医学思想研讨会"的发言。

直接侵害群众利益，王清任带头为民请愿，反对收费，却受到打击。在此期间，华北瘟疫流行，民不聊生，《清史稿·瘟疫志》记：此期仅大疫就有24次。《医林改错》记：在小儿中流行的瘟疹痢症，十死八九。面对这种情况，王清任决心弃官从医，改习岐黄。这种转变和选择，真实反映了王清任的为人，在社会衰败中，不与污浊为伍，堂堂做人，尽心为民的情怀和精神。

据《史记·仓公列传》记，上古高医治病，便有"漧浣肠胃，漱涤五脏"的记载，《黄帝内经》中的《灵枢·经水》《灵枢·肠胃》和《难经》都有关于人体和肠胃解剖学的记载。《黄帝内经》的藏象学说，从"天人相应"、阴阳五行出发，以功能为要，对人的五脏六腑系统多有描述，在临床实践中发挥了重要作用。

王清任在学医行医过程中，没有停留在中医药学已有成果的基础上，而是从当时疫情出发，寻找更有疗效的办法。他在分析总结前人经验时说："总不思古人立方之本，效与不效，原有两途。其方效者，必是亲治其症，屡验之方；其不效者，多半病由议论，方从揣度。"而"揣度"的结果，很有可能是"错论脏腑"。王清任认识到："之所以错论脏腑，皆由未尝亲见。"所以，他在30岁到50岁的20年间，先后在滦州稻地镇、沈阳和北京多个地方，解剖考察了百余具病逝小儿和死刑犯的尸体，对脾胃、肝肾、心肺、脑、生殖、神经系统及几十处"门""管""道""叉"的状态、位置，都有重要发现，特别是对脏腑之间膈膜的发现，对脏腑之间的关系和疾病治疗有重要意义。

在当时条件下，王清任对百余具疫病小儿尸体的解剖考察，不可能在光天化日之下。就此，我们可以想象，在月黑风高下解剖疫病尸体，还要详细观察思考记录，没有超乎寻常的精神，是不可能做到的。对刑场尸体的解剖，更涉及很多问题。这些，王清任都做到了，而且撰著了专著《医林改错》。这在浩瀚的中医学典籍中，以"改错"为书名的著作是仅有的。

王清任在解剖观察的基础上，对中医药学的病因病机学说有了进一步的认识和思考，提出了"业医诊病，当先明脏腑"，"经络所藏者，无非气血"，"审气血之荣枯，辨气血之通滞"为"治病之要决"和"灵机记性不在心在脑"等重要学术思想。由此创建了"气虚血瘀论"，完善了14种"活血化瘀法"，创建了"脑髓说"，对中医五官疾病、神经疾病的治疗有重要作用；总结了50多种血瘀疾病的治疗经验；创制了百余首独具特色、从活血化瘀入手，治疗多种疑难病症的经典药方。

1982年4月5日，《中国中医药报》曾刊登文章指出："王清任在中国中医药史上的地位，如同李时珍、宋应星、徐霞客等在科学技术史上一样，在并没有接受西洋医学知识理论的条件下，自发的代表着中国传统医学的革新方向，它标志着中华民族有自立于世界民族的能力。"陈世奎、孙怡教授则在《活血化瘀名家王清任》一书中，称王清任"是祖国医学中活血化瘀的代表人物"，"是对活血化瘀研究有巨大贡献的一代宗师"。

王清任的学说，在国际上也产生了重要影响。《医林改错》出版之后，德国医生德贞就撰写了《一个近代中国的解剖家》的文章并做了介绍。《医林改错》的英、法、日文本，刊行于世界各地。日本对王清任活血化瘀的研究，被称为日本当前对中医学研究的最高水平。

二、钱超尘教授的学术贡献，情怀和精神

习近平总书记十分重视中华文明的传承和创新。党的十八大以来，总书记在提出实现民族复兴的百年梦想，第一次出京到广东考察工作时就指出，"我们决不可抛弃中华民族的优秀文化传统，恰恰相反，我们要很好传承和弘扬，因为这是我们民族的"根"和"魂"，丢了这个"根"和"魂"，就没有根基了"。

北京大学袁行霈教授主持编写的《中华文明史》指出：人类四大古老文明中，唯有中华文明传承不断、绵延至今；在中华文明的各个分支中，唯有中医药学始终保持着鲜明的中国特色、中国风格。而中华文明和中医药学的传承，究其原因，最根本的是记载、传播文明的文献典籍不断积累，不断传承。所以，人们有一个基本共识，就是"文明典籍在，文明就不灭"，"中医经典在，中医就不灭"。从古至今，读经典，都是学习、传承和发展、创新中华文明和中医药学的基础。就此，总书记特别强调，"要加强对中华优秀传统文化的挖掘和阐发"，"让收藏在博物馆里的文物、陈列在广阔大地上的遗产、书写在古籍里的文字都活起来"。总书记充满信心地说："只要中华民族一代接着一代追求美好崇高的道德境界，我们的民族就永远充满希望。"

在历史上，为适应文明典籍悠久历史和时代变迁的要求，到清代乾隆年间，客观地产生了以训诂、考据为主要内容的乾嘉学派。到近代，以黄宗

羲、顾炎武、章太炎为代表，乾嘉学派形成了系统的文字学、音韵学、训诂学、目录学、版本学和校刊学。在现代乾嘉学派中，章太炎的学生是黄侃，黄侃的学生是陆宗达，陆宗达的学生就是钱超尘。钱超尘是北京中医药大学教授，是当代著名的中医文献学家、文字学家、音韵学家和训诂学专家。

我们今天的时代，已经与王清任先祖所处的民族衰落的时代形成了鲜明对比，在中国共产党领导下，我们的民族经历了从衰落到站起来、富起来，正在实现强大起来的巨大变化，钱教授作为从王清任家乡走出来的一名新中国的学人、教授，与先祖，与家乡的干部群众一样，把自己的人生与民族命运紧紧联系在一起，献身于中华文明，特别是中医药学文献古籍的挖掘、阐释、系统整理和深入研究，为中华文明和中医药学的传承发展做出了基础性、开创性的重要贡献。

仅从近20年来来看，钱教授的研究和成果有：**第一**，以章太炎研究中医的理论与方法研究《黄帝内经》《伤寒论》，写有《俞曲园章太炎论中医》《章太炎释伤寒》《章太炎论金匮玉函经版本》等，凡四十万言。**第二**，以中国传统国学理论方法研究中医经典著作的语言与版本，写有《内经语言研究》《中医古籍训诂研究》《黄帝内经太素研究》《国医论衡》《国学与中医》《中国医史人物考》等，凡二百五十余万言。**第三**，研究《伤寒论》的版本史与文献史，写有《伤寒论文献通考》《唐本伤寒论》《宋本伤寒论》《伤寒论文献新证》《伤寒金匮版本通鉴》《孙思邈赵开美本伤寒论合订集》等，凡二百余万言。**第四**，研究李时珍《本草纲目》，与温长路教授合作写有《金陵本本草纲目新校正》及《本草名物训诂发展简史》等，凡三百一十万言。当前，钱教授正在主持选编中医文献史的创举《中医十三经》，约五百万字。这是中医历史上很多专家、大家梦寐以求的一件大事。在此过程中，钱教授始终坚持教学，培养新一代古籍文献工作者。

我们都知道，文献工作是基础性的，默默无闻；文献工作专业性很强，但又无名无利。钱教授能如此献身、如此投入、如此持之以恒，这与钱教授的品德、修养密切相关。他常以儒家"修身、齐家、治国、平天下"等励志修身之言告诫学生、激励自己。如孔子曰："清斯濯缨，浊斯濯足，自取之也。"如孟子曰："有孺子歌曰：沧浪之水清兮，可以濯我缨；沧浪之水浊兮，可以濯我足。""自暴者不可与有言也，自弃者不可与有言也。言非礼义谓之自暴也，吾身不能居仁由义，谓之自弃也。"告诫大家"人必自侮而后人侮之，家必自毁而后人毁之，国必自伐而后人伐之"等。

近几年，钱教授曾说过"老牛自知夕阳晚，不待扬鞭自奋蹄"，指的就是教授自己。他说，"奋蹄"力量的来源是多方面的，其中之一是中国优秀传统文化的力量，我用它鼓舞鞭策自己。读书注意摘录励志语录，如曹丕《典论·论文》："盖文章经国之大业，不朽之盛事，年寿有时而尽，荣乐止乎其身，不若文章之无穷。是以古之作者，寄身于翰墨，见意于篇籍，不假良史之辞，不托飞驰之势，而声名自传于后。"曾国藩的《嘉言录》是教授的日课，是案头书。他说："这些语录给我很大力量，天天读几段，非常受益。"在品德修养方面，教授说，是常以《孟子》为第一教材。

我在北京中医药大学学习期间，有幸结识了钱超尘教授。在日常生活中，钱先生为人、为学、为师的点点滴滴，都令我深受感动，深受教育。

三、新时代、新的历史方位，唐山大有希望，玉田大有希望

前面说的先祖圣人王清任、当代杰出教授钱老师，都是唐山市玉田县丰厚的历史文化人物、杰出的中医药文化的典型代表。唐山市玉田县是最早产生我国现代工业的地区之一；是我们党最早组织发动工人运动的地区之一；无论是旧民主主义革命、新民主主义革命，还是抗日战争、人民解放战争，这里都是重要的战略根据地。悠久的文化基因，光荣的革命传统，高尚的红色精神，都令人自豪、深受鼓舞。特别是1976年7月28日的唐山大地震，至今仍是当代损失最大的地震灾害之一。但在我们党领导下，灾区人民艰苦奋斗，取得的成绩令世人瞩目。

党的十九大明确提出了建设"健康中国"的目标，这也是每个地区建设、发展的目标。玉田人民对生命的认识和珍惜，是有代表性的。我们有重视生命、重视健康、重视中医药的光荣传统，我们具备建设"健康中国"的深刻认识和有利条件。

比如：十九大提出"为人民群众提供全方位全过程的健康服务"。王清任在十分困难的条件下，解剖尸体，调查研究，目的就是要对人体全面了解和认识。《黄帝内经》所阐述的人的生长壮老已，人的生命状态在一年四季、二十四节气、七十二候中的状态，在今天的社会和自然环境中有何变化、有何需求？这本身就是"为人民群众提供全方位全过程的健康服务"的基础和

内容，也是一项重要的科学研究。

比如王清任的"脑髓说""活血化瘀论"起源于唐山，产生在玉田。他创制的一百多首药方许多都经过检验。这两类疾病，今天仍是危害人民健康的重点，与今天临床的神经系统疾病和癌症都有关。在王清任先祖研究的基础上，构建我们特有的治疗中心，不仅对当地，以至对全国和世界都会有重要意义。

还有孙思邈在唐代就提出希望：对健康养生、中医药知识，"欲使家家自学、人人自晓"；还强调张仲景提出的"为人子不读医书，非忠孝也"。我们有王清任先祖的宝贵资源，这是我们的优势，是群众人人都很敬重的"圣人"，通过多种方式多种渠道普及宣传中医药文化，对营造良好的社会风气、提高文明水平、健康水平都有积极意义。

读任老《讲座文集》，学任老治学精神①

（2015 年 5 月 28 日）

任应秋老师离开我们已经 30 多年了，我未能像在座的许多老师一样，亲受任老教诲，但我很幸运，在我三年前到学校学习时，钱超尘等多位老师经常向我讲述任老的事迹，贺娟老师又送我两本《任应秋医学讲座文集》。我知道，自己作为一名初学者，要理解任老所阐述的中医真谛，难度很大，但任老的事迹和在《任应秋医学讲座文集》中所表达出的治学精神，却深深感动了我。

从孔夫子到西汉两戴（戴圣、戴德）、东汉郑玄，历时数百年逐步成书的《礼记·中庸》，就曾总结、提出了中国古代知识分子的治学精神。即"博学之、审问之、慎思之、明辨之、笃行之"。至今历经两千多年，这 15 个字，已经成为中华文明宝库中治学精神的经典和准则，为中华文明的传承发展、为中华学术繁荣发挥了重要作用。我在学习任老《任应秋医学讲座文集》中，时时感受到这种崇高的治学精神。任老正是以这种精神，展示了中医药学不可替代的科学地位，揭示了中医药学深邃丰厚的科学内涵，彰显出一介中医泰斗、文化大家、学人楷模的熠熠风采。

一、博学之深厚功底

我学习过的两本任老的《讲座文集》，包括了中医典籍学习、基础理论、针灸学、《黄帝内经》、医学流派和运气学说等六个方面，共 38 讲，43 万字。任老每讲选择的主题，都是中医学中的重点，但篇幅却不长，短的五六千字，长的也不足两万字，每一讲的主题表述都很集中、很明确、很具体。如中医典籍学习，是中医学传承和学习基础中的基础，任老的《文集》首列"中医典籍七讲"，依次讲述了"如何学习"《黄帝内经》《难经》《神农本草经》《伤寒论》和《金匮要略方论》五部主要经典，又分别综合讲述了

---

① 节选自出席北京中医药大学召开的"任应秋先生百年纪念座谈会"的发言。

"如何阅读脉法著作"和"如何阅读针灸著作"两个重点。对脉法著作，任老联系《黄帝内经》《伤寒论》《金匮要略》《难经》《医学源流论》等典籍，以介绍《脉诀》《脉经》为基础，分别介绍了元·滑寿的《诊家枢要》，清·张璐的《诊家三昧》，明·李中梓的《诊家正眼》和张介宾的《脉神章》，以及清·周澂之的《周氏医学丛书脉学四种》，对中医经典中有代表性的脉学著作一览无遗。对针灸著作，任老首先提出了自己对《医学源流论》中，"针灸失传"之说的理解，指出所谓"失传"，是指"一般针灸医，学无师承，轻率用针，未得古法之传授耳"，进而指出，"针灸疗法，并非浅近的知识，而是具有'易陈难入'的至理，必须下功夫'进行较深刻的研究'"。任老尤其强调学习针灸，必须精读《灵枢》和《素问》，指出这是"最根本的典籍"。同时分析了《灵枢》和《素问》162篇的内容，指出，"两书所言针灸，独详于刺法的阐述"，并逐一列举了18条针灸理论和40种刺法，还以补泻之法为核心，对理论的应用和不同刺法做了说明。在此基础上，任老又提出了"详考《图经》"，列经卷4种，"博览专著"，列经卷8种，并分别做了介绍。中医学内容博大、典籍浩繁，任老如此精道选题，没有对学习中医必须打牢扎实功底的清醒认识必不可为，自身没有深厚的中医学修养和扎实功底更不可为。

任老的这种认识和功底，在每一讲的具体阐述中，表现得更为突出。以"如何学习《难经》"为例。任老讲了《难经》"沿革""内容""注家""读法"和"选本"五个部分，逻辑层层递进，内容指向明晰，但仅有六千余字。在"《难经》沿革"部分，任老从《难经》的名称、列位和读音讲起，引用了《帝王世纪》《五行大义》《文选·七发》《史记索隐》等典籍，说明了《难经》的题意和正确读法；同时，又引用了《集注难经·序》《虞庶难经注·序》和《进难经集注表》，指出将《难经》之"难"读为难易之"难"，"是不够妥当的"。在此基础上，任老介绍了对《难经》作者秦越人，运用张仲景的论述，进一步明确指出，《难经》作者虽难定，但《难经》为古代医学之经典"是毋容置疑的"。

在《难经》内容介绍中，任老把"八十一难"分为论脉、论经络、论藏象、论病机诊候、论脏腑营俞及针刺补泻之法五篇，并且指出，《难经》"集《灵枢》《素问》之精华，在寸关尺之诊、左右肾命门之分等"重要问题上，又有"作者之独到心传，丰富了祖国医学的内容"。对"《难经》注家"的介绍，任老从最早注《难经》的三国吴太医令吕广讲起，历经唐宋金元明清22人、22家和日本3人3家。又从这25家注中，推荐了《难经本义》《难经正义》和《难经疏证》三书，分析了各自特点，称其"最宜细看"。在"《难经》读法"和"《难经》选本"中，任老提出的途径和版本，都是极为贴切和深有讲究的。身为学子，听这样的讲座，读这样的《文集》，真如置身大家铺展的知识海洋，实在是一种幸福。

二、审问之严谨求真

古人总结的治学精神，博学是基础。在博学基础上，不断提出问题。问题无论大小，都需追根究底，以求真谛；使之所学，知其然更知其所以然。这种精神，在任老《文集》中随处可见。以《运气学说六讲》为例。首先，任老提出了"最困难"和"最关心"的两个现实问题，即"读《内经》最困难者，莫如五运六气"和"如何运用五运六气与临床，是读者最关心的问题"。就这两个现实问题，任老仍是以提出问题，剖析问题来回答。任老连发三问说："什么叫运气学说？仅解释为五运六气，这是不能令人满意的，因为它并没有解说清楚运气的实质。假使再问，什么是五运六气？又仅以风木、君火、相火、湿土、燥金、寒水来回答，还是不足以说明问题。那么，究竟什么叫运气呢？应该说，运气学说，是中医学在古代探讨气象运动规律的一门科学。"

"运气学说，是中医学在古代探讨气象运动规律的一门科学。"在20世纪50年代末，任老提出这样的明确判断，实在难得。为了说明这个问题，任老从"二十四节气的确定""阴阳历调整的成功"和"重要天象的翔实记录"三个方面，客观地说明了运气学说的科学基础；又列举了古代气象学获得成就的因素；列举了《内经》与《梦溪笔谈》关于天人关系和"天地之变""寒暑风雨""人之众疾""气运盛衰"等验证运气学说的故事。

为了切实回答好"最困难"和"最关心"的两个问题，任老又从"十天干""十二地支"和"六十甲子"的天象、物候、概念、理论讲起，连续五讲，分别讲述了"五运""六气""运气同化"和"运气学说与辨证论治"等主要问题。指出，五运，即通过"十干化运""太过不及""平气""主运"和"客运"，"以木、火、土、金、水五行，说明一年五个季节的基本特性"及与人生命状态的关系。六气，即以风、热、湿、暑、燥、寒六气之化为本，以三阴三阳之辨为标，从我国的气候区划、气候特征来讨论宇宙间的六元正气、化非其时的邪气，以及灾害性天气的活动规律及与人生命状态的关系。运气同化，通过"天符""岁会""同天符""同岁会"和"太乙天符"，说明主运、客运、主气、客气，在六十年变化中，互为生克，互有消长，同时，还有二十多年同化关系发生。运气学说与辨证论治，则直接说明人的疾病与死亡与气候有着密切关系。运气学说就是在探讨风、寒、暑、湿、燥、火诸种气候致人于病的规律。

最后，任老从运气学说的诸多论点中，选取了汪省之、张介宾的论述，得出六条结论：一是运气学说十之八九有证验，不能完全否定；二是当知天道有是理，不当曰理必如是，故不能拘泥其法；三是对运气学说，应随机达变，因时适宜，顺天察运，因变以求气，灵活掌握运用；四是对运气学说不知不渝，便云乌有而不信，这种态度只能说明他下愚无知；五是"欲以有限之年辰，概无穷之天道"，过分夸大运气学说的作用，是不科学的；六是运气学说的应用，必须结合人体本身的强弱，因机辨理，不能一概而论。而且，为后学应用之便，任老在《文集》最后还附列了《六十年运气交司表》。任老为学审问之严谨，了然可见。

三、慎思之深入钻研

任老为学慎思，深入钻研的精神，在讲运气学说时，已有所见。在其他各讲中，则更加鲜明。仅从"中医学基础理论六讲"来看，可直接感受到以下三点：

1. **尊崇学术，严于律己**。任老 1980 年在日本讲"中医学基础理论"时，已从医半个世纪。这样一位中医大家，对基础理论是再熟悉不过了。顺手拈来，游刃有余，无论怎样讲，都是大家之道，无可非议。任老在讲座开始，通过回顾中医药和中日医学交流的悠久历史，表达了自己对历史的尊重，对学问的敬仰。他特别说道，自己讲的内容，"如有不符合实际，甚至是错误的地方，这是我的学力不足，敬请指教"。这样的态度，这样的语言，出自一位大家，出自一位大家在国际讲台上的讲座，确实令人感动。

2. **整体观念，辨证思维**。任老的中医基础理论是从阴阳五行学说讲起，依次为"藏象""病因病机""诊法""辨证"和"治则"。通篇贯穿着整体观念，辩证思维的自觉修养。关于阴阳五行学说，任老明确指出，"都是在探讨事物发展变化的规律及其根源"，是中医学"研究本学科发展规律的认识论和方法论"。任老从"事物的普遍联系""平衡与不平衡的辩证关系""阴阳互为转化"和"矛盾的主次之分"讲阴阳学说，从整体观、动态平衡和医学意义讲五行学说。同时，又从研究对象、研究层次的不同讲阴阳学说与五行学说的区别。而且，把这种认识和思维方式贯穿在基础理论讲座的全过程。如称藏象学说"是通过对人体的整体观察，分析人体对不同的环境条件和不同的外界刺激所做出的反应，来认识人体的生理、病理规律"的学说。"藏象"，就是"通过肌体外部表征，推导出人体内部的运动规律"。并从"主要内容""藏象学说的整体观念""脏腑学说——脏器多功能的特点"和"临床意义"几方面做了详细说明。

在"病因病机学说"中，通过介绍"三因论"，说明六淫七情饮食劳倦与人体健康的关系；通过"邪正相争""阴阳失调""升降失常"说明人体的病变机理。诊法学说，任老先讲认识论，从"联系是自然界普遍存在的规律"讲起，重点介绍了"以表知里"的诊断方法，强调了"四诊撮要"。辩证学说，任老则先讲辩证学说的方法论，提出了阴阳的辩证认识、一和多的辩证关系，及由抽象到具体的辩证认识，详细介绍了八纲辩证的具体方法。任老如此把握整体观念、娴熟辩证思维，提纲挈领，一以贯之，不断加深对中医基础理论的理解和认识，令人深受启迪。

3. **触类旁通，不断总结**。这是任老慎思、钻研治学精神的又一个特点。在"治则"学说中，任老引用了《素问》《类经》《千金要方》和多位注家的论述，联系现代医学对高血压、糖尿病、神经衰弱和慢性肾炎的诊断治疗，详细阐述了治病求本与分辨标本的辩证关系。在此基础上，提出了中医"求本"思想指导下的四大治则。即"治未病""三因制宜""以病情真、假为指标"的"逆治从治"及"同病异治、异病同治"。这里，"求本"思想和"四大治则"无疑是有重要临床意义的。

在阴阳学说中，任老还将阴阳学说与唯物辩证法做了全面比较，指出，"中医学之所以具有巨大的生命力，正在于其中贯穿着朴素的对立统一观，这是要我们努力发掘、整理提高、继承发扬的"。尤其值得注意的是，任老特别提出了五行学说运用于医学，其中存在的四个局限和不足。指出，这是"由于历史局限不可避免的，是人类思想早期阶段不成熟的表现"。为中医哲学、中医基础理论的发展指出了广阔空间。

总之，任老"慎思之深入钻研"，对中医基础理论的讲解，使数千年的中医学充满了科学魅力，充满了勃勃生机。

四、明辨之悉得正误

任老崇尚学术、坚持真理，在博学、审问、慎思基础上，明则明，正则正，疑则疑，误则误，没有一丝含糊。1950年3月，一直主张取消中医的余云岫在新中国召开的第一届全国卫生工作会议上，继续提出了"处理旧医实施草案"。任老坚决反对，对"旧医"这个称谓非常反感。他说，"何为'旧'？如果中医是'旧医'，那时京剧唱得很热闹，也没有谁称之为'旧剧'，我们吃了几十年的饭，也没有人称为'旧饭'，我们穿了2000多年的衣服，也没有称为'旧衣'，我认为这个'旧医'是别有用心的。

在《针灸学四讲》关于"针灸的起源和发展"中，任老明确提出，"针"与"灸"，是两种不同的治疗器具，又是两种不同的治疗方法，是祖国最可宝贵的医学文化遗产之一。针对古籍中"伏羲制九针"的说法，任老以《素问·异法方宜论篇》的记载为依据，指出，"医药并不是哪一个圣人发明的"，所谓"伏羲制九针"，"应该理解为在伏羲时代的人类便创造了各式各样的针刺疗法"。针对一些人学习针灸"畏难就易"，认为针灸就是简单的神经刺激，对基础理论、经络腧穴、迎随补泻等道理不重视，甚至孔穴亦不必太认真。任老明确说，"这样舍本求末的轻率思想，应该猛省"。

对中医典籍的阐释，任老主张需用训诂之法，以正确的今语解释古语，对解释有误的，无论是谁，都应纠正。如对《素问·阴阳别论》中"痿易"的"易"，应读为"施"，与"弛"同义，王冰注为"变易"，任老指出，这样解释"便失经义"。对《素问·痹论》"逢寒则虫"的"虫"，音义均与"疼"字同，王冰注为"虫，谓皮中如虫行"，任老指出，"此由不辨音读，而望文生义耳"。《素问·诊要经终论》"中心者，环死"的"环"，是说针刺伤心，顷刻即死，王冰注为"气行如环之一周则死"，任老干脆说，这样的解释"不通之至"。

对古人，任老是这样，对今人，任老也是这样。任老在介绍了中医学的运气学说后，引述了著名科学家竺可桢教授的文章《气候与人生及与其他生物的关系》。任老评论说："竺氏在这里只说明了一个问题，疾病和死亡与气候有密切关系。但这究竟为什么？竺氏的答案十份肤浅，即是现今医学气候学家们，亦还在探索之中。"接着，任老引用《黄帝内经》关于百病"皆生于风寒暑湿燥火，以之化之变"和"天时""身形""参以虚实，大病乃成"的道理；运用运气学说分析人体气血营卫运行规律，讲"因天时而调血气"的"避虚邪之道"。《黄帝内经》的论述与今人的答案，深刻与肤浅，了然可见。同时，在《文集》中，任老对待中医"只见树木不见森林"等不正确的态度，都提出了批评。另外，任老对《四库未收书目提要》的个别失考，对印书馆个别选本不当也提出了自己的看法。读《文集》，任老为学明辨的精神和勇气，是很令人敬佩的。

五、笃行之务实创新

这是任老治学精神的大智慧、高境界。任老17岁学医，23岁于上海国医学院学习，36岁在重庆执教，42岁任职本校，直到1984年去世，始终坚守在中医教学、临床、科研第一线。中医是他一生的事业，一生的信仰，一生的追求。

被马克思称为"英国唯物主义和整个现代实验科学的真正始祖"——培根，曾借用蜜蜂采蜜，说"最好的治学方法""就是把知识消化了而创造出新的思想，这才是第一等的学问"。孔夫子也早说过，对学问，"知之者不如好之者，好之者不如乐之者"。《任应秋医学讲座文集》展示给我们的，就是实实在在的"第一等的学问"，就是知识和智慧、理论与实践、良知与使命，是将"知之""好之""乐之"融为一体的见识、创造和贡献。这个见识、创造和贡献，表现为任老对中医典籍如数家珍，有独到的理解；表现为任老对中医理论耳熟能详，又有深化和拓展；表现为任老临床辨证，入木三分；表现为任老治则治法，出神入化，对多种疾病有独到的认识、神奇的疗效。而且，更突出、更集中地表现在任老晚年创立的"中医各家流派学说"中。

任老的《医学流派说五讲》，是从中医学与中国古代文化的关系讲起，从医与文的起源到百家争鸣，再到《汉书·艺文志》著录方技36家，说明了一个道理："大凡一门学科发展到一定阶段，必然要产生多种认识方法，以致发展成不同流派，所有文化的发展都是如此，医学也毫不例外。"任老从古老的"黄帝针灸""神农本草"和"素女脉诀"三世，说到"医经"和

"经方"两家，讲"师门授受""各张其说"，讲"学派争鸣""学术昌明"。而对自以"流派"为门户，以"学术争鸣"为"门户之见"，则谓之"不智之甚"。显然，这都是有积极意义的。

《医学流派说五讲》，任老用近六万字，分四个部分，以人物的活动、观点为主，介绍了自明末清初至民国，中医学术的发展和命运。涉及利玛窦、邓玉涵、艾儒略、罗雅谷、汤若望等外国医生9人；涉及王昂、赵学敏、王学权、王清任、陈定泰、恽铁樵、余云岫、朱沛文、唐宗海、张锡纯等中国医家近20人。分为"开始接受西说著家""持汇通说著家"和"改进说和科学化的倡导者"几种情况，分别介绍了各自的学术修养、学术观点。同时，又提出了自己的看法和意见。如"对人类生命的认识，西方的认识还是非常朴素的，和《内经》中的认识相比，不能同日而语，《内经》要比他们的认识高明多了"。又如，"科学无领域，科学没有国界，科学是整个人类的财富，应该为人类共享，择善而用"。其中，对王昂"心主神明""灵机在脑"的认识；对王清任、王学权尸体解剖和活体气机的认识；对朱沛文关于脏腑关系、经脉筋骨关系的验证；对唐宗海关于《人身阴阳》《五脏所藏》的论述分析；对恽铁樵关于"名""实"关系、"宾""主"关系的论述和关于"改进中医不能否定《内经》"的系统认识；对国民党《"中央"国医馆学术整理委员会统一病名建议书》的批驳，对日本改"东洋医学"为"东方医学"动机的揭露等。至今读来，意义尤深。

我国近代、现代社会的大变动，使悠久灿烂的中医药学遇到了许多新情况、新问题。围绕"废医"和"护医"的斗争，围绕中医如何应对"西学东渐"的冲击，引起了多方面的争论和思考。对这个时期中医药学的学术发展，科学总结、深刻认识，无疑是很有价值的。因此，任老专列"学派争鸣对中医学发展的贡献"一讲，详细介绍了中医史上有一定地位的"医经学派""经方学派""河间学派""易水学派""伤寒学派""温病学派"和"汇通学派"的历史贡献。任老明确指出："历史证明了不同学派的百家争鸣，促进了中医学的发展和成熟，也是医学科学发展的必由之路。"

今天，我们再读任老创立的《中医各家学说》，认真学习任老留给我们的《任应秋医学讲座文集》，深刻领悟任老以全部身心所彰显的中医大家所特有的"情怀"和治学精神，清晰地看到中华民族创造的中医药学，在中华文明、人类文明宝库中的重要地位和作用；清晰地看到中医药学在数千年发展中，所展示的多彩和丰富，平等和包容；清晰地看到，在新的历史条件下，中医药学的学术昌明，必然会带来中医药事业的大发展、大繁荣。

《中医十三经》
——民族复兴大潮中的瑰宝[①]

（2017 年 11 月 6 日）

（一）

历经 5000 年传承不断、绵延至今的中华文明，典籍浩繁，博大精深。从春秋战国时期的百家争鸣、诸子学说，到见诸史册的"大典"、传承至今的"全书""集成"和各种"类书"，都充分说明文字和古代典籍在中华文明传承创新中发挥的巨大作用。其中，"十三经"则是在经典传承史中，精心选择、内容精粹、富有特色、作用显著的有效载体。

我国最早形成的"十三经"是《儒学十三经》。《辞海》注："十三经：十三部儒家经典。"汉代开始，把《诗》《书》《易》《礼》《春秋》称为"五经"。唐代把《周礼》《礼记》《仪礼》《公羊传》《谷梁传》《左传》与《诗》《书》《易》称为"九经"。唐文宗刻石经，将《孝经》《论语》《尔雅》列入经部，成"十二经"。五代时蜀主孟昶刻"十一经"。南宋又在"十二经"基础上将《孟子》列入，终有"十三经"之称。

从内容看，《十三经》是儒家思想的基本经典著作；是从先秦到南宋，由儒家思想逐步沉淀、经书逐步增删所形成的。汉武帝"独尊儒术，罢黜百家"；自唐，儒学成为朝廷科举考试的主要内容；唐太和年间，"复刻十二经，立石国学"（宋晁公武《郡斋读书记》）。南宋虽然偏居一隅，但仍重视文化，又将《孟子》列入。清乾隆时期，镌刻《十三经》经文于石，阮元又合刻《十三经注疏》。《十三经》地位之高、影响之大，在中华文明典籍中显而易见。《十三经》的形式也成为中华文明以文字传承延续的一种重要载体。

到清代同治年间（1863 年），江西吴坤修居士，从佛教典籍中选编了《释氏十三经》。2010 年，中华书局约请著名佛教研究专家赖永海教授担任主编，在《释氏十三经》基础上，精心选择了对中国佛教影响最大、最能体

---

① 本文为作者为钱超尘教授主持选编的《中医十三经》撰写的序言。

现中国佛教基本精神的十三部佛经，即《心经》《金刚经》《无量寿经》《圆觉经》《梵网经》《坛经》《楞严经》《解深密经》《维摩诘经》《楞伽经》《金光明经》《法华经》《四十二章经》，是为"佛教十三经"。

道教界也参照儒学十三经的形式，选编了道教十三经，即《道德真经》（《老子》）、《南华真经》（《庄子》）、《冲虚真经》（《列子》）、《通玄真经》（《文子》）、《洞灵真经》（《亢仓子》）、《太平经》《太平经圣君秘旨》《抱朴子内篇》《阴符经》《常清静经》《度人经》《心印经》《玉皇经》。

这些经书反映了佛教、道教的基本教义、仪式及修炼之术，也反映了历史上各主要教派的思想、信仰及其特点。

近年，为在青少年中传承和普及国学知识，由河北省社科院语言文学研究所原所长张圣洁任主编，十余位古籍专家、古典文献学者精心编撰，文化艺术出版社出版的《蒙学十三经》，作为青少年和广大读者学习国学和传统文化的启蒙读物，广为传颂。所选的十三部蒙学经典有：识字类的《三字经》《百家姓》《千字文》；训诫类的《小儿语》《弟子规》《朱子家训》《名贤集》和《论语》；音韵类的《千家诗》和《声律启蒙》；典故、知识类的《蒙求》《龙文鞭影》和《幼学琼林》。这些经典都贯穿着中华文明、文化的基本精神，全书还标注了汉语拼音以便诵读。

（二）

历史清楚地记载着下列事实：中华文明和中医药学历经 5000 年绵延至今、传承不断，基础是博大精深的文献体系。中医药学自春秋战国"百家争鸣"至今，在绵延两千多年的漫长历史中，形成了以《黄帝内经》为代表的文献体系。"秦王扫六合、归一统"之后，在焚书之前明令"所不去者医药、卜筮、种树之书"（司马迁《史记·卷六·秦始皇本纪第六》），故秦之前的医药文献得以保留。西汉效法秦始皇的做法，不仅对已存医药文献妥加保存，还聘用当时著名专家学者广泛征集、系统整理医书。汉成帝河平三年（前26年）命"陈农求遗书于天下，侍医李柱国校方技"（司马光《资治通鉴·卷一十三·汉纪二十二》）。这次辑校整理的医书很多，有医经类 7 家 216 卷，经方类 11 家 274 卷，房中类 8 家 86 卷，神仙类 10 家 205 卷（李经纬《中医学思想史》）。此后，影响较大的是北宋对医书的五次校正、编撰和刊行，基本上整理了包括医经、本草、脉法、针灸、方书等典籍（甄志亚《中国医学史》）。其中，校正医书局由朝廷直接管理，校正医书数量大，态度十分严谨。据北京中医药大学曾凤教授对校正《备急千金要方》的考证，"校正医书局林亿、高保衡等人从不同角度修订《备急千金要方》，主要包括正讹谬、补遗佚、删重复、缉事类等。由此可见，除了一般性的校勘以外，宋人还对《备急千金要方》一书进行了全面的整理"（《北京中医药大学学报》2007年第8期，第517页）。至今，对中医典籍、文献的整理研究，始终没有停止。据2007年版《中国中医古籍总目》收录，1949年前中医古籍为13455种，台湾另有690种，合计14145种。如此庞大的中医药文献体系，在人类文明各分支的文献积累中，也无二见。

对中医药文献体系的主题鲜明、一以贯之，著名训诂学、文献学专家钱超尘教授曾指出："如果把中医药比作中国传统文化中的一只金鼎，那么，《黄帝内经》《伤寒论》《神农本草经》就是这只金鼎的三足，而这三部伟大的中医药经典著作到汉末已成书或已基本成形，这说明至少到两汉时期，中医药已经发展到了高度发达的程度，并在以后近两千年的时间里指导着中医学不断在探索、实践和创新中发展和进步。"（钱超尘《中华养生经典》）其中，《黄帝内经》自问世以来，"历代医家皆奉为圭臬，演绎发挥，考校编次，注释研究者达二百家以上，著作达四百余部，给后人留下许多有价值的资料"（烟建华《〈内经〉概论》）。对《伤寒论》《本草纲目》的研究至今仍在继续。据钱超尘、温长路主编的《张仲景研究集成》《李时珍研究集成》统计，仅研究《伤寒论》的不同版本（含"合印本"、《伤寒论》《金匮要略》单本），自汉、唐到1949年以前为305部；1949年至2003年为208部；《本草纲目》的版本自明·万历十八（1590）年至2002年也已有102种；自明、清至今，研究阐发的著作、文章则更多。数以万计的中医药典籍文献，其理论基础、思维方式、学术品格，在两千余年的历史传承中，作为中华文明的重要载体，以一贯之，同时又随着时代发展，不断扩展，不断深入，充满勃勃生机。

以上文字，引自本人的《中医药与中华文明》学习笔记。目的在于简要说明中医药文献传承的概况和重要意义。

同样，历史还清楚地记载着：从鸦片战争之前开始，1822年，清·道光皇帝就曾在太医院取消了针灸；1903年，清政府制定大学堂章程，医学分29类，药学分17类，中医、中药只占一类，所剩比例很小；1911年清王朝灭亡，延续千年的太医院同时消亡；1912 年，北洋政府发生了"教育系统漏列中医案"；1929 年，南京国民政府又发生了"废止中医案"。在那一百多年时间里，"废止中医"形成了一种思潮。

中华人民共和国成立以来，中医药的传承发展冲破了旧中国所产生的"漏列中医""废止中医"等思潮的诋毁和束缚，走上了健康发展的轨道。毛泽东主席说："中医药是一个伟大的宝库"，"中国地大物博、人口众多，这首先归功于中医"，"中国对人类的大贡献，中医是其中一项"。在中医药事业发展中，中医药文献《黄帝内经》《伤寒杂病论》《神农本草经》《本草纲目》等成了人们较为公认的"四部大经典"，《医学三字经》《药性赋》《汤头歌诀》《濒湖脉学》等为"四部小经典"。国医大师路志正、邓铁涛先生都曾提出要选编"中医十三经"的设想；任应秋先生进一步提出了"四小九大"的主张。前几年，成都的张宾先生为"中医十三经"多方奔走，做了大量工作。

历史和现实都说明，中医药的发展和中华民族的命运息息相通。伴随着中华人民共和国的成立、改革开放和实现民族复兴的伟大梦想，中华民族经历了从近代半封建半殖民地的屈辱中站起来，改革开放富起来，到今天迎来了为实现社会主义现代化和中华民族的伟大复兴不懈奋斗的新时代。习近平总书记进一步深刻揭示了中医药学的深刻内涵和重要意义："中医药学凝聚着深邃的哲学智慧和中华民族几千年的健康养生理念及其实践经验，是中国古代科学的瑰宝，也是打开中华文明宝库的钥匙。深入研究和科学总结中医药学对丰富世界医学事业、推进生命科学研究具有积极意义。"

党的十八大以来，在习近平新时代中国特色社会主义思想指引下，国家召开了卫生和健康大会，明确提出："没有全民健康，就没有全面小康。"强调"要把人民健康放在优先发展的战略地位，加快推进健康中国建设，为实现'两个一百年'的奋斗目标、实现中华民族伟大复兴的中国梦打下坚实健康基础"。党的十九大进一步把人民健康作为民族昌盛和国家富强的重要标志，把建设"健康中国"作为国家战略。国家颁布实施《中医药法》；发表了《中国的中医药》白皮书；屠呦呦研究员依据中医古方创制的"青蒿素"获诺贝尔生理学或医学奖等。以中医药事业发展、服务人民福祉为核心，中医药的创新发展迎来了"天时、地利、人和的大好时机"。

（三）

　　民族复兴、中医药事业创新发展，为中医药文献工作提供了难得的历史机遇。《中医十三经》的编辑出版就是这个历史机遇中的宝贵成果。

　　正如习近平总书记指出的："行百里者半九十。中华民族伟大复兴，绝不是轻轻松松、敲锣打鼓就能实现的。"必须"付出更为艰巨、更为艰苦的努力。"《中医十三经》的遴选、编辑、出版正是这样。它根植于数千年中医药学和中医药文献的历史发展，凝结着中医学、中药学、史学、文献学、训诂学、文字学等多领域百余位专家、学者的学养和智慧，体现着文化企业、编辑校订、印刷出版各个环节、各个岗位近千名企业家、工作人员的见识和心血。形成了尽心竭力、忠诚智慧、甘于奉献的浓厚氛围。其中展现的高尚精神、优秀品德感人至深。

　　例如，北京神黄中医智库团队，他们以源于中医药经典的基石——《神农本草经》《黄帝内经》命名，并将企业经营的目的定位在中医药文献的收集、整理、出版和普及上。多年来，他们跑遍了五大洲主要国家，千方百计收集散落在世界各地的中医药典籍。这部《中医十三经》，就是由他们团队的王和平董事长提议，以他们收集到的中医药典籍和国内存本为基础，多渠道精选而成。王和平先生说："中医药的传承发展，读经典是基础。经典在，中医就不会灭"。

　　例如，北京神黄文献出版中心总经理何龑先生。该中心是神黄科技有限责任公司与国家线装书局和新华书店合作，专门设立的以出版中医药学典籍为主的出版单位。何龑先生有30多年的出版经验，从选题、编辑到装帧、印刷、出版的各个环节，都游刃有余。他在一次次选题策划中清晰看到，欧洲中世纪先后经历两次重大瘟疫，黑死病和病毒性感冒，每次都有几百万人死亡。而中医药却维护着中华民族，我国一直是世界上人口最多的国家。所以，神黄科技有限责任公司组建"中医智库"，成立"文献出版中心"，他毫不犹豫、挺身而出。他说："'人命至重，有贵千金'，人世间最大的财富莫过于生命本身""出版《中医十三经》，这是我的幸运，更是我的心愿。"

　　特别是《中医十三经》的主编钱超尘先生。钱超尘先生是神黄中医智库团队先后拜访山东、四川、广东和北京的中医大家、文献学家后，经多位专家一致推荐，经团队专程拜访和邀请担任《中医十三经》主编的。

　　清朝乾隆、嘉庆年间，产生了以训诂、考据为主要内容的乾嘉学派。到近代，以黄宗羲、顾炎武、章太炎为代表，乾嘉学派形成了系统的文字学、音韵学、训诂学、目录学、版本学和校刊学。在现代乾嘉学派中，章太炎的学生是黄侃，黄侃的学生是陆宗达，陆宗达的学生就是钱超尘。钱先生有着60多年的学术经验，是当代著名的中医文献学家、文字学、音韵学、训诂学专家。

我在北京中医药大学学习期间，有幸结识了钱超尘教授。在日常生活中，钱先生为人、为学、为师的点点滴滴都令我深受感动，深受教育。近几年，钱先生以八十多岁高龄，日日笔耕不缀。自2014年1月17日北京中医药大学国学院成立至今，钱先生已出版著作9部。分别是《日本摹刻明顾从德本素问》《清儒黄帝内经小学研究丛书》《黄帝内经文献简史》《中国医史人物考》《宋本伤寒论文献史论》《影印孙思邈本伤寒论校注考证》《影印日本安政本伤寒论校注考证》《影印南朝秘本敦煌秘卷伤寒论校注考证》《影印金匮玉函经校注考证》。书稿已交出版社即将出版的著作5部，分别是《俞曲园章太炎论中医》《宋本伤寒论（白文本）》《宋本伤寒论考笺》《伤寒杂病论版本通鉴》《伤寒论文献史》。

近一段时间，钱先生又将主要精力投入到《中医十三经》的选编、校订工作。他说："我抓时间较紧，一般早晨五点开始读书、电脑写作，不聊天，不逛商场，心情较为平静。我对自己的要求是：'安神定志兮，无欲无求；心潜岐黄兮，谱写春秋。'心中有梦，有梦则有力有智，则能自我约束。"

如此学养修养，如此责任担当。钱先生担任《中医十三经》主编，实在是端本讨原、磅礴会通，古经于新貌，广生于无穷，再恰当不过了。

中医古籍出版社李淳社长，中医古籍出版社大型文献编辑整理中心姚强主任，钱老的学生高国朴、周琦、温家雨等一批80后、90后的年轻学者，精心设计，埋头苦干，他们对中华文明和中医药学典籍的深情钟爱、智慧奉献，更具有重要意义，令人深受感动。

适逢《中医十三经》出版，写了以上的话，仅作感言。

"勤求博采，厚德济生"

——读唐·孙思邈本《伤寒论》和明·赵开美本《伤寒论》合集感言

（2017 年 3 月 28 日）

　　题记：这个题目是本《合集》的主编钱超尘先生所在的北京中医药大学的校训，其内容集中表达了中医药学亘古创新的品格和厚重仁德、广济苍生的宗旨。其来源首取《易经》的坤卦："君子以厚德载物"和东汉张仲景《伤寒论》的序言"勤求古训、博采众方"，又吸纳了唐·药王孙思邈《备急千金要方》《千金翼方》"人命至重，有贵千金，一方济之，德逾于此"，"先发大慈恻隐之心，誓愿普救含灵之苦"，"全生之德为大"等医德思想，是激励一代又一代中医药莘莘学子的座右铭。

　　《伤寒论》，被称为中医药学的"方书之祖"，是中医药学必读的四部经典之一，也是各中医药院校共同开设的一门主课。《辞海》《中国大百科全书》等重要辞书中均有介绍。著名中医文献学家李经纬教授主编的《中医大辞典》"伤寒论"条全文如下：

　　伤寒论，书名。10 卷。东汉·张机撰。约成书于 3 世纪初。本书是作者原撰《伤寒杂病论》16 卷中有关伤寒病证为主的部分。原书曾经魏晋时王叔和整理，1065 年复经北宋校正医书局校订而成。现存较早的有明·赵开美影宋刻本《伤寒论》（简称"宋本"）和金·成无己注本《注解伤寒论》（简称"成本"）两种刊本。全书 22 篇，除重复外，共 397 法，113 方。内容主要以六经（太阳、阳明、少阳、太阴、少阴、厥阴）辨证为纲，对伤寒各阶段的辨脉审证大法和立方用药规律，以条文形式做了全面的论述。此外，书中还有平脉法、辨脉法、伤寒例、痉湿暍、霍乱、阴阳易、差后劳复等病的证治和汗、吐、下等治法的应用范围与禁忌证。较系统全面地总结了汉代以前对急性热病诊治的丰富经验，奠定了辨证论治的基础。由于作者"勤求古训，博采众方"，注重理、法、方、药的契合，选录的方剂又多实用有效，故本书不仅具有较高的临床实用价值，并对后世临床医学的发展，具有深远的影响。宋代以后注释或研究《伤寒论》的著作很多，有助于对原著的学习和参考。本书现有数百种刊本和注本。

以上"伤寒论"专条可见，《伤寒论》在中医药文献体系中居于重要地位；其内容首创辨脉审证、六经辨证大法，注重理、法、方、药契合，创制的113首方剂实用有效，具有深远的影响；其版本宋有校订，明有影印，金有校注，在此基础上，今有数百种刊本和注本。为《伤寒论》的传承发挥了重要作用。

同时也可见，自东汉末年《伤寒论》成书（约220年），历经三国、两晋、南北朝至隋末唐初（约618年）约400年左右，《伤寒论》虽一直在传播，不断发挥作用，但无重印新本。

今天，由钱超尘先生首倡，选择孙思邈《千金翼方》"卷九""卷十"所收录评述的"伤寒上、下"和赵开美影印的《伤寒论》最优版本，前者与《伤寒论》原本诞生时间最近，后者则为传播最广者，将二者合集出版，既对《伤寒论》版本传承有重要作用，又具有多方面的启迪和意义。

一、这是民族复兴、人类命运的时代要求

新中国成立，中华民族站起来了。毛泽东主席说"中医药是一个伟大宝库，应当努力挖掘"。中医药文献整理事业走上了健康发展之路，取得了诸多成就。党的十八大以来，习近平总书记进一步指出："中医药学是中国古代科学的瑰宝，是打开中华文明宝库的钥匙。"并强调，"要加强对中华优秀传统文化的挖掘和阐发"，"让收藏在博物馆里的文物、陈列在广阔大地上的遗产、书写在古籍里的文字都活起来"。习近平总书记对中医药学的重视和一系列重要指示，成为新时期中华文明黄钟大吕中的重要乐章；传承创新、繁荣发展中医药事业，成为中华民族实现民族复兴的百年梦想、构建人类命运共同体宏伟目标的重要组成部分。

在国内，党和国家在实现中国梦的历程中明确提出建设健康中国的目标要求。建设"健康中国"，必然是实现民族复兴的百年梦想最广泛、最持久的前提和基础。在国际，从1862年，瑞士人道主义者亨利·杜楠在《沙斐利洛的回忆》中提出"杜楠之问"至今，人类社会历经曲折，正在形成和平、发展、合作、共赢的时代潮流。为了让和平薪火代代相传，让发展动力源源不断，让文明光芒熠熠生辉，为了实现各国人民的期待，习近平总书记

提出了具有 5000 年文明历史的中国方案：构建人类命运共同体，实现共赢共享。

"只有全民健康，才有全面小康"，人民群众对健康的需求，是最广泛、最持久的需求。和平，和谐，和睦，合作，健康，幸福，是世界人民的共同期盼。世界上 200 多个国家，2500 多个民族，不同历史和国情，不同民族和习俗，孕育了不同文明。文明如水，发源于世界各大江河流域的人类文明，是多彩的，平等的，包容的。中医药学作为中华文明的瑰宝和钥匙，客观的具有"超越时空、跨越国度、富有永恒魅力，又有当代价值的文化精神"。在实现民族复兴的百年梦想、构建人类命运共同体的非凡历程中，中医药学的优势是显而易见的。

中医药学历史悠久、博大精深。发挥中医药学的优势，实现中医药学的传承、创新和发展，中医药文献的挖掘、整理和传承始终是不可脱离的重要基础。这正是唐·孙思邈本《伤寒论》和宋·赵开美本《伤寒论》合集出版的时代要求。

二、这是中医先祖"大医精诚"高尚精神的生动体现

仅从张仲景、王叔和、孙思邈三圣来看。《伤寒论》作者张仲景生活在距今近 2000 年的东汉末年，延续 190 多年的东汉王朝急剧衰落，战火绵延，天灾频仍，疾病流行，死亡枕籍。"家家有僵尸之痛，室室有号泣之哀"。张仲景的家族原有 200 多人，不到十年，三分之二因病去世，其中十分之七亡于伤寒。面对社会动荡、疫病猖獗，一般医生终始顺旧、敷衍塞责。张仲景"感往昔之沦丧，伤横夭之莫救"，立志发愤钻研医学。他"勤求古训、博采众方"，刻苦攻读《黄帝内经》《难经》《阴阳大论》《胎胪药录》等古代医学文献，结合当时医家和自己积累的医疗经验，辨阴阳、循六经，洞悉男女老少伤寒诸证，深悟百草性味药理药性，以症求经，以经辨证，以性组方，对症用药，撰成《伤寒杂病论》12 卷，组方 113 首。为当时人们在抵御伤寒，"见病知源"，"尽愈著病"，发挥了重要作用，也为中医药学的创新发展做出了卓越贡献。

据史书记载，《伤寒杂病论》的问世，正遭战乱兵燹。在散乱中，幸有西晋医家王叔和搜集整理成的《伤寒论》得以流传。300 多年后，唐·药王孙思邈撰写《备急千金要方》，在开卷"大医习业"中，明确列举了张仲

景、王叔和之著作为必读。同时在"卷九""卷十"分上、下专述伤寒病理病机、诊断治法。先后综合引用《易经》《内经》《小品方》、华佗、王叔和、陈廪丘等经典和先辈就伤寒的论述，融天地变化、四季更迭、烦热风寒、药针治疗、预防养生为一体，并详列常备36首，膏方3首，发汗散方11首、汤方19首、丸方2首，吐方5首，宜下方8首，发汗吐下方17首，计101首。卷十"伤寒下"列伤寒杂治方50首，劳复方21首，百合方7首，伤寒不发汗变成狐惑病方3首，伤寒发黄方34首，温疟方34首，还有诊溪毒证针灸方、附方多种，计150首。两卷合计251首。远超《伤寒论》方113首。即便如此，孙思邈在"卷九"末尾仍感叹："江南诸师，秘仲景要方不传。"尤可见药王对《伤寒论》的重视。

之后，到药王撰《千金翼方》，已"年过百岁"（《千金翼方》卷第二十六 针灸上），同样在卷九、卷十，分列伤寒上、下。卷九一开始，孙思邈就盛赞张仲景"特有神功……医人未能钻仰"，盛赞《伤寒论》为《伤寒大论》，"鸠集要妙，以为其方。行之以来，未有不验"。并以"方证同条、比类相附、须有检讨，仓卒易知"为目的，以张仲景六经辨证为主线，分太阳、阳明、少阳为卷九，分太阴、少阴、厥阴、伤寒宜忌、发汗吐下后病状、阴易病已后的劳复为卷十，总计列伤寒之证392条，收方115首。钱超尘先生经过系统考证，将此称为唐·孙思邈本《伤寒论》，并指出，孙思邈本《伤寒论》是距张仲景原著最近者。

由此《伤寒论》历经数百年，自张仲景撰著、王叔和整理，到孙思邈不弃寻觅，喻之"神功"，称之"大论"，孜孜整理收录，百代流传于世，足以反映先祖"大医精诚"的高尚精神。这是一种亲民有疾，一心赴救的精神；是一种勤求博采，勤奋钻研的精神；是一种妄视名利，厚德济生的精神；是一种崇敬先辈，传承创新的精神。

三、这是党和国家、中医药专家和药王故里的责任担当

长期以来，药王故里所在的陕西省铜川市耀州区每年都定期举办药王庙会和群众纪念活动。2011年，铜川市委、市政府，立足铜川实际，明确提出了调整产业结构，转变发展模式，变资源开发为健康养生型城市的发展思路。这在全国地、市级城市发展转型中是领先的。作为铜川转型发展的一个标志，当年10月，国家中医药管理局、中国国际贸易促进会、陕西省人民

政府在铜川举办了第一届药王孙思邈文化节。铜川市的发展转型受到出席文化节的各级领导和专家、学者的一致好评，早已成立的孙思邈研究会和各界群众表现出很高的热情。国家卫计委员会副主任、国家中医药管理局局长王国强同志数次到铜川调研考察，指导卫生和中医药发展工作。陕西省委、省政府对铜川市的转型发展给予了充分肯定，经国务院批准，药王孙思邈文化节成为陕西省弘扬优秀传统文化、服务民生健康、实现创新发展的重要活动之一。

2015年10月，国家、陕西省和铜川市十几个单位联合举办了第三届药王文化节。在文化节的"中医药文化传播与影响暨药王孙思邈医德医术研讨会"上，来自全国各地的中医药专家学者畅谈孙思邈医者仁心的博大胸怀，"人命至重"的崇高价值，"一心赴救"的高尚精神，"天人相应"的深邃智慧，"整体辨证"的思维方式，"四诊合参"的精湛医术，法方无尽的治疗途径，简便易行的诊疗方式，和中医药在当今社会发展中所具有的"五种资源"，生动展示了中医药的民族自信、文化自信。本书主编，著名训诂学、音韵学、中医文献学、版本学专家，北京中医药大学钱超尘教授，则以"孙思邈本《伤寒论》对张仲景方证的革命性改变"为题即席发言，见解深刻，论述精辟，获得与会代表的高度评价。同时钱教授谈到，自己在点校出版孙思邈《千金翼方》卷九、卷十，即唐本《伤寒论》的基础上，久有一个梦想：选择最好版本，将唐本（即孙思邈本）《伤寒论》与宋赵开美本《伤寒论》合集出版、相互补充，以更好地发挥《伤寒论》在中医药学传承发展中的指导作用。

钱超尘教授的建议受到论坛的普遍重视。铜川参加论坛的几位同志向钱教授介绍了我国原驻日本大使符浩夫妇在离任时，带回并赠送药王山的宋刻本影印《备急千金要方》，请钱教授览阅并再做鉴定。当时已傍晚，教授仍应允上山，虽因工作人员下班未能阅览，但一路兴致不减。

几乎同时，时任铜川市人民政府副市长的曹远勃同志，在钱教授驻地等候并向教授表达了完全赞同、支持教授出版合集的梦想。之后不久，铜川市委、市政府正式决定，将出版唐·孙思邈本和宋·赵开美本《伤寒论》合集作为提升铜川城市文化品位，传承和弘扬药王文化精神，创新发展中医药事业的一项重要工作，拨出专款，由钱超尘教授担任主编，药王山管理局负责，认真抓好落实。

2016 年 10 月，钱超尘教授再赴铜川。市委、市政府组织全市教育文化、医疗卫生部门的干部职工听取了教授关于唐·孙思邈本《伤寒论》主要内容、学术价值和重要意义的学术报告。市委书记郭大为、市长杨长亚、副市长何尚民与教授深情座谈。1300 多年前药王的"大医精诚"与今天中医药学的创新发展融为一体，在市委、市政府的工作布局中熠熠生辉。

在药王山管理局办公室，王耀根局长和药王山的专家、工作人员与钱教授一起，郑重地瞻仰明代铸刻的药王印章，小心翼翼地阅读宋刻影印本《千金方》，听取教授的精彩解读，做好合集出版的准备事项，有总体要求，有具体责任，有时间安排，有保证措施。至今，这些都圆满完成了。

虽然，在浩如烟海的中医药典籍中，《伤寒论》只是其中的一部经典；虽然，在中医药传承发展宏大事业中，出版唐·孙思邈本和宋·赵开美本《伤寒论》合集，只是有意义的一件事；但其中蕴含的中华文明和中医药学的基因与精髓，其中反映的中华民族珍惜优良传统、不断传承创新的精神和品格，却是永恒的、无价的。

四、这是中医学术进步、传承发展的重要成果

文字，是人类文明的重要标志；文献，是文明积累和不断传承的重要基础。北京大学袁行霈教授在《中华文明史》中指出，在人类文明长河中，只有中华文明绵延不断，传承至今；在中华文明的各个分支中，只有中医药学仍然保持着鲜明的中国特色、中国风格。这正是习近平总书记指出的："文明的交流互鉴，是推动文明不断发展的强大动力。"文明的交流互鉴，不仅有不同文明的交流互鉴，也有同类文明不同时期、不同地区、不同内容的交流互鉴。其中，"让古籍里的文字活起来"具有重要意义。

钱教授在阐述"孙思邈本《伤寒论》对张仲景方证的革命性改变"中，讲了五个方面：一是将张仲景阐述的太阳病改成七类，突出了重点。二是调整了宋本《伤寒论》证候条文与方剂的排列方式，方便实用。三是从训诂角度，认为孙思邈本《伤寒论》有重要的校勘价值，更加准确。四是可以改正宋本《伤寒论》的一些谬误。五是孙思邈本可补宋本《伤寒论》之遗漏，更加完善。钱教授还评价说："人命千金贵，方书自古尊，长沙比翼者，铜川孙真人。"

今《伤寒论》孙思邈本与赵开美本合一，可进一步看出：第一，孙思邈

对张仲景《伤寒论》的高度重视；第二，孙思邈的"论曰"和对伤寒诸病病因、病机、病程的阐述分析，极有助于掌握《伤寒论》的精髓；第三，病证、病机及用方相结合，为临床诊断治疗提供很大方便；第四，孙思邈增加的内容，更加完善了《伤寒论》的使用和传承。总之，尊古不泥古，一切从实际出发，不断学习，不断探索，不断总结，不断前进。先祖留给我们的这种重视学术、追求真理的精神和品质是永不过时、极其可贵的。

求真匡正，继学立新

——读钱超尘先生《俞曲园章太炎论中医》

(2017 年 12 月 15 日)

在中华民族 5000 年文明史上，到清·乾隆、嘉庆年间，产生了以训诂、考据为主要内容的乾嘉学派。到近代，以黄宗羲、顾炎武、章太炎为代表，乾嘉学派形成了系统的文字学、音韵学、训诂学、目录学、版本学和校刊学。在现代乾嘉学派中，章太炎的学生是黄侃，黄侃的学生是陆宗达，陆宗达的学生就是这本书的作者——钱超尘先生。钱先生是北京中医药大学教授，历经 60 多年学术生涯，是当代著名的中医文献学家、文字学、音韵学、训诂学专家。

这部《俞曲园章太炎论中医》，是钱老从学从教 60 多年、40 多部著作中的一部。我在北京中医药大学学习期间，钱老不弃蒙昧，多有言传身教。再读钱老著作，其蕴含的广博学识、严谨的治学精神、坦诚敏锐的心意表达，都反映着先生为人、为学、为师的点点滴滴，令我多受启迪，多受教育。"求真匡正，继学立新"，是我初读本书，从先生对俞曲园、章太炎二位前贤医论分析中得到的启示。

《黄帝内经》开篇《上古天真论》，将人生"法于阴阳，和于术数"，"形与神俱，终其天年"的至高境界称为"天真"；将"上古"之人"提携天地，把握阴阳"，"寿蔽天地，无有终时"称为"真人"；至今，人们仍将反映客观规律、事实本质的至道至理称为"真理"。可见，"求真匡正"，实为古今之正道，学术之要旨。

俞曲园先生，名樾，字荫甫。其为何人？有何事？其著《废医论》，言语如何？原因如何？目的如何？章太炎先生，名炳麟，字枚叔，为近代民主主义革命家，其还有诸多医论，内容如何？贡献如何？动机如何？钱老在书中的考证分析都有明确回答。

尤其是对俞曲园先生《废医论》的分析，钱老从先生的生活经历、学术经历，从《废医论》的内容，从先生的学生章太炎先生对《废医论》的"评议"，从二位先生对郑小坡《医故》的不同评价等多方面引述考证，明确指出："《废医论》的基本思想，不是毁弃、消灭中医，而是'救时俗之违经，复岐雷之旧贯'，'先师发愤作论，以三部九候之术哗殇医师'。哗殇者，高声告诫也。"钱老还写到："俞氏写《废医论》，考其初衷，出于哀愤，意在推动三部九候法之继承与实行，非在消灭中医。"这就指明了俞曲园先生的《废医论》，与后来"废止中医"思潮之间有着真实的、本质的区别。同时，也澄清了学富五车、挚爱民族文化的俞曲园先生何以首提"废医"，何以又尽心于"中医著作的刊刻与推广"。

如此求真匡正，还历史以清白，于学术、于历史、于前人都是重要的。

在本书中，钱老分别专门介绍了俞曲园、章太炎先生在中医学中的其他贡献，如俞曲园先生撰著自我保健养生法《枕上三字诀》；研究《黄帝内经·素问》的四十八条校释，著《内经辨言》；破解中医古书通假字的"论文字假借"等。钱老还将俞曲园先生称为中医文献学家，并介绍了先生对中医文献学九个方面的贡献，有精选医籍版本，提倡和呼吁多刻、翻刻，以造就名医；诠释中医典籍难解字词、考证成书年代；提倡养善祛恶的养心养生理论；接受新知，"有随时而进"的理念和思想等。钱老指出："现在国家发表了《中国的中医药》白皮书，颁布了《中医药法》，中医已步入光辉灿烂的春天，回首一百多年前著名国学大师俞曲园先生在中医文献领域所做的工作，仍然具有现实意义。"

全书对章太炎先生论中医的考据和介绍约占四分之三。章太炎先生作为清末民初的民主革命家、思想家、著名学者，研究范围涉及小学、历史、哲学、政治等，著述甚丰。在太炎先生的著作中，医论的比例并不大。但曾有人问："先生的学问是经学第一，还是史学第一？"太炎先生答道："实不相瞒，我是医学第一。"可见，在太炎先生心目中，对医学情有独钟，与经学、史学相比，"医学第一"。这种认识，与习近平总书记所说"中医药学是中国古代科学的瑰宝，也是打开中华文明宝库的钥匙"，是遥相呼应的。

钱老书中对太炎先生医论的介绍，主要是"章太炎论《黄帝内经》""《章太炎医学遗著特刊》的文学价值""《制言》以国学为主时有中医论述""太炎先生的医经训诂""章太炎论《伤寒论》""章太炎论王叔和及《脉经》"和"章太炎论《金匮玉函经》版本"等章节。其中还涉及《难经》《小品方》《备急千金要方》《千金翼方》等经典。同时，通过对章太炎学生、弟子的介绍和对弟子重点文章分析，多侧面阐述了太炎先生的医学贡献。值得注意的是，钱老特别介绍了太炎先生的临床实践。如引用的陆宗达先生说："太炎先生给人看病，是把今人当做汉（代）人治。"这表达出了两个含义：一是章太炎的医学研究十分重视源自汉代的方书之祖《伤寒论》；二是章太炎亲力亲为，有成熟的临床积累。就此，钱老还列举了太炎先生为革命家邹容、为家人、为自己、为亲友及为其他患者诊病开方的例子；列举了太炎先生涉猎方书30余部，撰写疾病诊断治疗的论文28篇，抄写的药方近800余首。以上丰富内容，鲜明的突出了太炎先生医论的特点。

例如：注重经典考证和研究。 中医药经典著作是中医药学数千年传承不断的基础。《黄帝内经》和《伤寒论》是中医药学的奠基之作、方书之祖。太炎先生的研究系统而缜密。对《黄帝内经》的成书时间和作者得出了自己的结论："非一人、一时、一地、一家之言，当为以《内经》学派为主参合战国至秦汉时代别家观点的医学文集。"书中所列太炎先生的"《内经》散论十四说"和"专论"，无一不是真见灼灼。对《内经》的七条驳议有根有据，实为学术研究"求真"之道。钱老特别指出：这些驳议都是关乎《内经》的大问题，指出《内经》存在的不足，不是否定、反对《内经》，而是爱护、维护《内经》，是对《内经》的大爱。与余云岫对待《内经》"是截然不同的两种心理、两种态度、两种结论"。

钱老就太炎先生对《伤寒论》的研究做了系统梳理、介绍。从先生"家门"说起，在医籍中"独信伤寒"和多方面的"精详考证"，涉猎了《伤寒论》研究中，作者、版本和与后学后典的关系等。尤其详细介绍了先生在医籍考证中的"训诂"成果和方法。这些，都为今人后人传承、学习提供了生动教材。

例如：注重博学相通和包容。 钱老在书中，结合医论介绍了章太炎先生的学问和生平。引用《苏州国医杂志》说："余杭章太炎，国学泰斗，文章巨宗，常以其绪余治医，博闻强记，识见卓绝。"西方"所谓学问家，穷毕生之力，仅乃立一义，创一术，其人已足千古。章先生经师硕学……其论医之文，虽先生自视若有可汰，然其发前古之奥义，开后学之坦途，数十篇中，岂特一义一术而已？"尽管如此，先生还受聘担任了苏州国医学校名誉校长，为学校制订并用篆体书写了校训："诚敬勤朴"。又经常接待师生来访，"每发一论，足令越人却步，仲景变色"，彰显出太炎先生一介国学大师之风范。学问，惟精惟一；情怀，利国利民。"足见天地万物，浑然一体，非其真积久力，曷克臻此"。

钱老书中考证，章太炎先生不仅在国学上兼通百家，对西方学说也有较详细的关注。先生在分析西方细菌学说的基础上，与中医学作比较，将《素问·生气通天论篇》的论述与《说文》《礼记》《春秋》《庄子》中的相关内容结合，得出结论："中土固有因菌致病之说。"但是，太炎先生对西学、西医并不排斥，只是从"夏人游学"和"辽东鼠疫"看到，"对比中西医治验，谓中医疗效远高于西医学。"这种实事求是的态度自然是科学的。

例如：**深怀家国情怀，注重实践应用。**太炎先生生逢衰世，救亡图存、富民强国是当时有识之士的共同心愿和志向。钱老在书中数次写到："作为革命家的太炎先生，'革命'目标很明确：驱除鞑虏，光复中华；攘除外寇，富强国家。他认为，中医是国学的一部分，凝聚着中华民族优秀文化和健身强国的深刻内涵，所以他对中医书籍遍读之……对这些典籍具有深刻理解与评述。"即使在先生反对复辟、被袁世凯幽拘北京期间，仍矢志不改，大骂袁世凯包藏祸心；同时，也未停止对"五运六气"的研究。书中，钱老还引述鲁迅先生对太炎先生的纪念："以大勋章做扇坠，临总统之门，大骂袁世凯的包藏祸心者，并世无第二人；七被追铺，三入牢狱，而革命之志终不屈不挠者，并世亦无第二人，这才是先哲的精神，后生的楷范。"钱老书中贯穿着太炎先生"用国粹激动种性，增进爱国热情"，"培养挽救民族危亡的国士"的精神，通过引述对先生的革命经历、不屈精神做了系统、生动的介绍。太炎先生的医论和实践，可谓体现中医"治国、治人、治病"综合功能的典范。

钱老在书中，还记载了1941年抗战时期，钱存训、王重民二位国学家冒着生命危险从北京转运三万册国学经典的事迹；有对药王孙思邈生卒时间的新证等。这些重要内容，都为近代以来中医学术研究增添了新的成果。

正如钱老在本书结尾的咏叹："太炎余杭，博学无疆，滚滚疑团，拨雾呈光，伤寒淹贯，执要说详，有条不紊，纲举目张，传承清澈，其功黄煌。"今天，国家、人民、国学、中医学，"天地清净，光明者也"，国运之兴、中医之兴，迎来了天时、地利、人和的大好时机。俞曲园章太炎和诸多前辈当得以告慰、得以欣喜。

"学为人师，行为世范"
——读钱老《中国医史人物考》有感①

（2016 年 6 月 24 日）

2016 年，丙申仲夏。尊敬的钱超尘老师刚刚完成了《中国医史人物考》大开本清样校勘。我面对老师这七册半尺多厚的著作清样，心中久久不平静。老师平日为人为学之身、之心，屡现眼前。

2014 年 6 月 20 日，中华中医药学会和北京中医药大学联合举办了"中医典籍和语言文化研究专家钱超尘先生人才培养和学术传承弟子拜师仪式"。"中医典籍和语言文化研究"项目，是中华中医药学会推出的一种跨地域、跨单位的新的人才培养模式。即以师带徒的方式，由 6 位专家在全国范围内招收 30 名"中医典籍和语言文化研究"人才重点培养。这在中医典籍和语言文化研究领域尚属首次。钱老作为 6 位专家之一，不仅衷心赞同，而且当时就接受了 8 名学生（后又增加到 14 名）。在拜师仪式上，钱老和弟子们身着汉服，庄重儒雅；中华中医药学会、中国中医科学院、北京中医药大学、首都医科大学、中国劳动关系学院等单位的领导、专家出席祝贺。专家们由衷敬佩钱老作为我国著名中医训诂学家、文献学家，集一生之学，所开拓的新领域及做出的卓越贡献；由衷敬佩钱老不顾年事已高，积极带教、精心育才的"人梯""路石"精神。至今，短短两年，传承班精心编制的两厚本《蓝泉谭丛》，真实记录着钱老的珠玑传授、良苦用心；真实记录着学子的可喜长进，累累硕果。

2014 年 9 月 24 日，习近平总书记在"纪念孔子诞辰 2565 周年国际学术研讨会"上发表了重要讲话。9 月 29 日晚 10 点半，钱老在传承班全体同学的 QQ 群上发出了自己的学习感想。他写道："习总书记真心以优秀文化号召国人，引导国人，激励国人，以治时弊，意义深远，国家可藉此而中兴、而振兴，看来为日不远矣！学习讲话，有立即投向文化春天广阔天地的情怀

---

① 本文为《中国医史人物考》序言，刊登于 2017 年 3 月 8 日《中国中医药报》第 8 版，刊登时有删减。

和欲望。这是时代的呼唤，这是时代的引领，这是时代的要求，这是时代的提携。"他还由此联系到唐初杨上善、唐中王冰、宋金成无己、明李时珍、清初傅山、晚清曾国藩珍爱、重视传统文化的事迹，写道："古往今来，绵绵历史，无尽文化，惟爱国家、爱民族、爱优秀文化传统，才是人生第一品格。我看了习近平总书记的讲话（全文未见，仅见报纸简单报道），心潮起伏，激动不已，于是执笔书之，愿把我的点滴感受奉献给同学，让我们携起手来，投入文化春天的怀抱。"字里行间，钱老的真情实意、拳拳之心、锵锵之志，所展示的唯"大义"二字——国家之大义，民族之大义，时代之大义也。

一个月前，我向钱老请教涉及中医文献的几个问题。钱老在给我的回复中，有这样一段话："超尘一子书生，一生与书为伍，偶写小册短文，为民族、为国家几无贡献，今已暮年，深感惭愧！""唯有不惧残年，加倍努力，勤勉写作，以报国家、报民族、报学校养育人才深恩大德耳！超尘心存国家、心存民族、心存学校，心存民族文化，立志把自己一书一文与所存精神联系起来，于是精神陡然而起，投入写作。数年来，我就是如此度过的。朱熹说：'少年易老学难成，一寸光阴不可轻，未觉池塘春草梦，阶前梧叶已秋声。'深契吾心，亦自戒惧。"

钱老还特意手录了傅山、顾炎武和曾国藩家书中的三段话赠我以示训。一段是傅山《霜红龛集》语："人所留在天地间，可以增山岳之气，表五行之灵者，只此文章耳。"一段是《顾亭林文集》语："凡前人所未及就，后世不可无而后为之，则庶几可传也。"《曾国藩家书》一段是："读书譬若掘井，与其多掘数井而皆不及泉，何若老守一井及泉而用之不竭乎？"

不仅对学界先师，钱老深悟其道；对家族先辈，钱老亦孝敬尤佳。钱老的爷爷、父亲，都是穷苦出身，勤劳、正直、有胆识、守信义；在抗日期间，身为百姓，心系国家，听从党组织和八路军地下工作者领导，为抗日做出了特殊贡献，为乡亲做了许多好事，至今为人传颂。钱老对家人的爱护、感激、引导和教育，至今堪称典范。钱老说，先辈爱国、勤劳、正直、守信，铸就了良好家风。这些，在钱老心中，都占有很重的地位。

钱老还列出了今年可出版的书籍如下：①《中国医史人物考》，正在校对清样，八月出版，百万言。②《清儒内经古音研究》，十八万言，前天已发科技出版社。③《黄帝内经文献史论》，出版社正在排印中。此两书七月出版。④《章太炎先生医论》，已投寄中华书局。

以上点滴，反映了钱老近40年学术生涯之精神，"格物、致知、诚意、正心、修身、齐家、治国、平天下"，即朱熹所称的"八条目"实不为过；反映了中国知识分子的千年使命，即张载所说的："为天地立心，为生民立命，为往圣继绝学，为万世开太平"，恰如其分。确实，钱老和中医界、医疗卫生界的许多前辈、专家、老师，就像毛泽东主席赞白求恩那样，是一个高尚的人，一个纯粹的人，一个脱离了低级趣味的人，一个大有益于人民的人。

2016年5月17日，习近平总书记主持召开哲学社会科学工作座谈会并发表重要讲话。讲话突出强调了构建中国特色哲学社会科学的重大意义。明确提出要按照立足中国、借鉴国外，挖掘历史、把握当代，关怀人类、面向未来的思路，着力构建中国特色哲学社会科学；明确提出在指导思想、学科体系、学术体系、话语体系等方面充分体现中国特色、中国风格、中国气派应该具备的三个特点，第一是体现继承性、民族性；第二是体现原创性、时代性；第三是体现系统性、专业性。习近平总书记的讲话，对中医医史和文献学具有十分重要的意义。钱老《中国医史人物考》一书的探索和出版，为我们认真领会和贯彻总书记的讲话精神，进一步加强中医医史和文献学的学科建设，提供了有益的启迪。

恩格斯说："一个民族要想站在科学的最高峰，就一刻也不能没有理论思维。"同样，一门学科，要想站在科学的最高峰，就一刻也不能没有理论思维。当代中国正经历着我国历史上最为广泛而深刻的社会变革，也正在进行着人类历史上最为宏大而独特的实践创新。这种前无古人的伟大实践，必将给理论创造、学术繁荣提供强大动力和广阔空间。今天，历史悠久的中医药学，正处在天时、地利、人和的大好时机。这是一个需要理论而且一定能够产生理论的时代，这是一个需要思想而且一定能够产生思想的时代。我们不能辜负了这个时代。钱老的《中国医史人物考》一书，如钱老说，"非成于一时，有的文章撰始于上世纪八十年代，有的如《章太炎论内经》撰毕于今年五月末，时间跨度几十年。"这样一部历时四十年，百万言的著作，贯穿了钱老学术研究的全过程。其中，钱老细考深述自汉魏六朝隋至今2000年间，50多名医史或涉医史的先辈、大家的学术、精神和贡献。回答了医史、文献、人物事迹中的多个遗留问题，提出了若干创见和新论。这种崇尚精品、严谨治学、注重诚信、讲求责任的优良学风，这种讲究博学、审问、慎思、明辨、笃行，崇尚"士以弘道"的价值追求，这种把做人、做事、做学问统一起来，"板凳要坐十年冷，文章不写一句空"的执着坚守，的确是令人敬重又值得大力弘扬的。

中医药学历史悠久，又是中华民族的原创。自 1919 年我国著名医史学家陈邦贤教授撰成第一部《中国医学史》，到 2015 年中医史学泰斗李经纬教授的《中医史》修订出版，众多中医史学专家和各分支领域的学术研究、传承和教学新作不断，硕果累累。尽管如此，《中国医史人物考》，正如钱老所说："不是《中国医学史》一类著作，而是一本考证了从汉末张仲景始至北京中医药大学刘渡舟止的一些中医学家及涉医儒家论文集。考证重点是诸家生平爵里、版本特点、著作传承、音韵训诂、文字校勘等语言文献问题。"全书体现的继承性、民族性，原创性、时代性，系统性、专业性的特征是很鲜明的。仅举几例：

一是人物。 全书按汉、魏、六朝、隋、唐、宋、元、明、清、民国和中华人民共和国的历史顺序分为五篇。第一篇汉魏六朝隋，列张仲景（附王粲）、皇甫谧、王叔和、董奉、陈延之、陶弘景、全元起、阮孝绪 9 人；第二篇唐宋元明，列孙思邈、杨上善、王冰、梅彪、高保衡、林亿、孙奇、成无己、史崧、洪遵、程迥、李柽、邓珍、汪机、李时珍、赵开美、冯舒、方以智 18 人；第三篇清，列傅山、顾炎武、沈彤、徐大椿、钱大昕、段玉裁、王念孙、阮元、王清任、黄丕烈、江有诰、朱骏声、顾观光、俞樾、胡澍（附：刘师培）、仲（曰卯）、盛（曰立）、薛福辰、孙诒让 20 人；第四篇民国，列章太炎、孙世扬 2 人；第五篇中华人民共和国，列沈祖绵、余云岫、郭霭春、刘衡如、任应秋、刘渡舟 6 人；共 55 人（含附录）。

其中，对在中医史研究和教学中已有明确地位和贡献的代表人物，钱老的考证主要集中在历史遗留问题上。比如对张仲景生年、名、字、籍贯、履历遗留问题的考证，进一步厘清了《伤寒论》诞生的理论和实践基础。对陶弘景《辅行诀》的考证和张大昌的增补，无疑对中医方剂、临床经验的总结和发展有重要意义。对孙思邈生年考证和《备急千金要方》《千金翼方》及唐本《伤寒论》流传简史，对全面认识中医药在古代的传承发展及在海内外的广泛影响提供了新的丰富资料。

对以往在中医史研究中鲜见的人物，钱老的考证和研究更见价值。如在

"汉魏六朝隋"篇中，对《小品方》作者陈延之的考证。多数医史中的介绍仅限于此。钱老在书中写到："《小品方》东传日本的时间很早。文武天皇大宝元年（701 年）颁布的《大宝律令》，（日本）将《小品方》列为医学生五种教材之一。1992 年日本北里研究所……影印《小品方序》云：自古至今，去圣久远，虽有其文，无有传授之者。汉末有张仲景，意思精密，善详旧效，通于往古，自此以来，未闻胜者。"钱老从影印《小品方》残卷的相关内容中仔细考证，揭示了《小品方》的成书时代、陈延之的生活时代；阐明了《小品方》在考察仲景著作流传及补《金匮要略》缺失上的重要意义；也保护了《小品方》传播海外的知识产权。

在"唐宋元明"篇中考证的"梅彪与《石药尔雅》"，多数史文中标为"佚失"。钱老考证："唐宪宗元和元年（806 年），蜀人梅彪著《石药尔雅》，这是一部汇集作者以前关于石药各种异名隐名的著作，卷帙无多，仅分上、下。"李时珍博极群书，'书考八百余家'，唯此书未曾寓目，在他引据的书目中也无著录。梅彪著此书，博采历代文献，将各种隐名、别名按类归纳，写在通名后面，这正是本照《尔雅》《方言》以通语释别语之意。并且，列举了"酢"的隐名别名 12 个；"水银"的隐名别名 21 个；云母的隐名别名 16 个。还有金、铅、萤火虫、石盐等。钱老指出，这些异名、别名与丹术家借石药炼丹颇有关系。剔除糟粕，此书确是我国古代比较集中训释石药异名隐名的第一部著作，其价值和给后人的启发，是不能抹杀的。

在民国和中华人民共和国篇中考证 8 人，从中医史的角度看，每个人都是开创性的考证和阐述。对这期间中医药发展经验和得失的研究，无疑具有重要意义。尤其是钱老对任应秋、刘渡舟两位前辈的记述，充满深情，实事求是，对认识中医药事业的当代发展，总结当代中医前辈的经验和贡献，是有示范意义的。

二是问题。坚持问题导向是医史文献研究的重要特点。认真研究和解决面临的实际问题，才能真正把握脉络，找到规律，推动创新。《中国医史人物考》直面和涉及了中医文献、基础理论、历史地位、时代价值等若干重要问题。

如《黄帝内经》的成书时代，从宋至今，其说纷纭，莫衷一是。钱老在对傅山、章太炎、顾炎武、王念孙的考证中，借助古音判定，得出了极有价值意见。钱老考证：傅山之论《素问·移精变气论》之"伸宦"当为"贵宦"，以《说文》草部"薲"字为证；章太炎之论《素问·宝命全形论》之"餘"为大篆"飽"字形讹。此两说不仅可解《内经》多年之误训，而且借此考证《素问·移精变气论》和《素问·宝命全形论篇》，战国即已成文。顾炎武《音韵五书》奠定清学之基础，更开《内经》古音研究之先河，依古音分析，确证《素问·四气调神大论》为汉代之作。考证收录之王念孙《素问新语易林合韵谱》及《素问合韵谱》不仅属于首次布露，而且对于判定《灵枢》《素问》总体成书时代及某篇成书时代，启悟多多。由此可见，《内经》于战国时代已有作品，至汉代经诸多学者医家总结整理，历经四五百年成书，以为得当。

再如《废医论》。医史对近代出现的"废医论"，首提冠之于俞樾。钱老考证：俞樾"以著述为终身大业，著作极富，治经之余，兼治诸子"，"诸子之中，尤重医书，称'仲景叔和，圣儒辈出，咸有论著，各自成家，史家著录，富埒儒书矣'。而在医书中，又最重《黄帝内经》。这样一位重视中医的国学大家，何以提出废医呢？钱老考证了《废医论》的成文背景、主要内容和俞樾学生章太炎先生的意见。

从钱老的考证，我们看到：光绪四年戊寅（1878年）8月，俞母病故；五年己卯（1879年）4月俞夫人姚氏病故于苏州。不到一年，两位亲人离世，医药无效，俞哀痛异常。在悲痛中，写《百哀诗》一百首，且多有注释，表达对母亲、妻子的思念深情。姚氏本感风寒，非不治之病，而医生不识病因，药不应病而致亡。俞樾深感无奈，悲愤交集，愤而作《废医论》。《废医论》文分七段。第一《本义篇》，第二《原医篇》，第三《医巫篇》，第四《脉虚篇》，第五《药虚篇》第六《证古篇》，第七《袪疾篇》，大凡四千八百字。错误观点主要反映在《脉虚篇》。

1910年，章太炎先生在《医术评议》回忆苏州医生当时治病情况："先师俞君，侨居苏州，苏州医好以瓜果入药，未有能起病者。累遭母、妻、长子之丧，发愤作《废医论》。不怪吴医之失，而迁怒于扁鹊、子仪，亦以过矣。以实校之，先师虽言废医，其讥近世医师专持寸口以求病因，不知三部九候，足以救时俗之违经，复岐黄之旧贯，斯起医，非废医也。"同时，在《医术评议》中，章太炎先生既对俞樾《脉虚篇》就三部九候法与寸口脉法的误解做了详细分析和批驳，又对其合理部分予以肯定。钱老考证，章太炎先生明确认为《废医论》的基本思想不是毁医、消灭中医，而是"救时俗之违经，复岐黄之旧贯"，"先师发愤作论，以三部九候之术殇医师。殇者，高声告诫者也。"钱老还写到："回顾一百多年前俞、章围绕'三部九候诊脉法'的争论，我们看到国学大师对中医基础理论的研究都非常认真深入，他们研究问题的理论性、实用性，对今天仍有启发。近世中医对三部九候诊脉法大多知其名，鲜知其用，章太炎说：'废堕旧法，是亦粗工之过也'。在当今振兴中医的伟大进程中，加强三部九候诊脉法的研究和运用，应该引起仁人志士的关注与提倡。"

其他如《灵枢》《素问》诸多校注版本的考证得失；"中医药学是中国古代科学的瑰宝"，在医史人物和学术著作、学术活动中的体现；中医药人士的医德修养和知识结构；中医药学超越时空、跨越国度、富有永恒魅力又有时代价值的文化精神等，钱老书中均有诸多考证和新见。

三是重点内容。《中国医史人物考》一书，正如钱老所说："重点是考证著家生平爵里、版本特点、著作传承、音韵训诂、文字校勘等语言文献问题。"其中，既有对《黄帝内经》《伤寒杂病论》《金匮要略》《针灸甲乙经》《备急千金要方》《千金翼方》《本草纲目》等经典文献的深入考证，又有对《辅行诀》《洪氏集验方》《医经正本书》《研经室外集》《释骨》《枕上三字诀》《古代疾病名候疏义》等古今文献的介绍；既有对古今医家生平和著作环境的回顾，更在全书贯穿着历史学、社会学、文献学、版本学、文字学、音韵学、训诂学的大量专业知识和实际应用。处处可见钱老学风之严谨，学养之精深。

如对涉及《黄帝内经》《伤寒杂病论》的考证。钱老考证了唐·杨上善《黄帝内经太素》音韵概况、以《太素》校勘王冰本《素问》讹字和古韵校《灵枢》《素问》之失韵，并将《太素》与《素问》《灵枢》对照，指出了原校勘本中 12 处讹、衍、倒、夺之误。深入考证、阐述了王冰的哲学思想，对王冰注《素问》引《易》专做集览，包括《上古天真论》等 12 卷，从文献学、文字学的意义上，揭示了《黄帝内经》与《周易》的密切关系。在对王念孙《素问合韵谱》的考证中，回顾了《黄帝内经》音韵研究的历史，考察了《黄帝内经》的成书时代，分析了《黄帝内经》的韵位、韵式，提出了"因妄改字或写误字而失其韵者，当据古韵而正之"等 5 条基本要求。在考证江有诰《音学十书》的基础上，比较系统地分别考证、介绍了其《素问韵读》22 卷、《灵枢韵读》20 卷的主要内容，直到当代任应秋对研究

《内经》古韵的贡献。

对《伤寒论》的考证，同样具有创见。一是对《伤寒杂病论》成书与《汤液经法》关系的考证；二是《辅行诀》在《伤寒论》文献史上的重要启示；三是对唐本与宋本《伤寒论》校正、流传简史的总结；四是明确提出了宋本《伤寒论》的 10 个特征；五是章太炎论《伤寒》的主要内容和当代刘渡舟对《伤寒》的研究。钱老这样的考证，必然使《黄帝内经》《伤寒杂病论》的传承，放出更加夺目的光彩，对其他中医经典的考证和传承，也必然有多方面的启迪。

值得注意的是，钱老的这些研究和考证，并不是独坐书案完成的。几十年来，钱老几乎走遍了全国各大图书馆。国内现存的中医药典籍善本、孤本，钱老大都数如家珍。他出国考察，利用点滴时间与国外同行交流，收集素材，积累资料；他利用自费赴台旅游时机，考察台湾故宫的中医藏书和版本。还有甘肃敦煌、庆阳，河南南阳、商丘，陕西咸阳、耀州，凡中医药先祖故里和行医采药遗址，钱老大都拜访考察过。钱老每到一地，或讲学交流，或拜谒座谈，或研究文献、文物，大都有新解面世。

习近平总书记在哲学社会科学工作会议上说："站立在 960 万平方公里的广袤土地上，吸吮着中华民族漫长奋斗积累的文化养分，拥有 13 亿中国人民聚合的磅礴之力，我们走自己的路，具有无比广阔的舞台，具有无比深厚的历史底蕴，具有无比强大的前进定力，中国人民应该有这个信心，每一个中国人都应该有这个信心。"历史悠久的中医药学，在人类历史上走过了数千年。中医药学所凝聚起的自信和定力，给我们以巨大激励。钱老正是这样充满信心，《中国医史人物考》正是中医药理论自信、文化自信的缩影。

八贺钱老八十寿辰

（2015 年 1 月 16 日）

　　乙未正月初春，喜逢钱老八十寿辰。巍巍学堂、莘莘学子、芸芸学人、孜孜学亲，欢娱恭祈、志心同贺。

　　一贺钱老蓝泉之情。"蓝泉"者，钱老家乡蓝泉河是也。汩泉溪涓，润渠入海，融天地之精华，向大洋之溪流。钱老之书房为"蓝泉斋"，之著作为"蓝泉文集"，传承班为"蓝泉书院"，书院刊为"蓝泉谭丛"……蓝泉寓心身，蓝泉铭故乡。钱老说"故乡概念的扩大，就是祖国。"钱老心中的故乡，神圣辽阔；钱老心中的祖国，血脉相通。

　　二贺钱老聚沙之学。钱老之学，四学合一。四学者，"文字""音韵""考据""训诂"，古称识字之始、聚塔之沙也。文字因四学而文化，文化因应用而文明。文化如甘霖，滋养万物；文明如日月，辉映苍生。万物之中，日月之下，何以顾沙？钱老师承宗达，传承乾嘉，终成大家。近百部著作，数百篇佳作，有古著新生，有填补空白，有纠句误字误，更有新见新知。实为国脉之幸。

　　三贺钱老修为之志。修为者，明志知本，践行者也。钱老数十年如一日，含辛茹苦潜修身，兢兢业业常诵辞，理有未穷深悟道，知有不尽求真知。无一日闲过，无一时妄为。尽职尽责，以文化人。学子常见："钱老《内经》不离身，封、页、上、下，都写满了、翻烂了。"学子常说："钱老讲课，深情动人，新知感人。"读钱老著作，训诂，达于一字一韵；考据，细于一丝一厘；学风之严谨，术业之真切，历历在目。如此知止无妄大修为，实乃学界高风亮节，学子榜样楷模。

　　四贺钱老克明之德。克明浚德，至于义，至于善；至义至善，至于仁。仁者，厚德载物，淡泊名利；包容天下，严于律己，钱老正是。几十年为师，唯一书桌、一斗室；望京小居，唯有书柜，饰物无几。家校之间，严寒酷暑，公交来回，无失诺、无怨语。大河上下，长江南北，海峡两岸，东瀛日本，或随团出访，或自费探寻，一心研究医籍善本。著述多多，稿费寥寥；讲学多多，报酬寥寥。钱老在高与低、多与少之间，以至仁至善而树美德，以至明至义而树大德，实乃人间真君子。

五贺钱老闻鸡之勤。闻鸡起舞，古人昌之，先辈行之。"时间都去哪儿了？"俯首问之，众人思之。时间即岁月，岁月即时间。钱老数十年，日日月月，闻鸡起舞，以勤守时用时，以勤求知尽责。仅以《蓝泉谭丛》首期，记载的19次网络授课时间为例，钱老签署记录："晚9时45分""晚10时""晚9时20分""晨5时""晨6时1刻""晨6时20分""上午10时半"等。正如温长路老师所说："每天早晨四五点钟，钱老已经坐在电脑前工作，五、六点钟，我们俩在网络上的交流也就开始了，也常常打电话交流。"可见，闻鸡起舞，闻鸡之勤，正是钱老守时用时的好习惯，正是学子传承效仿的新常态。

六贺钱老为师之责。钱老以扎实功底投身中医，情之切切，矢志不渝。一篇《中医颂》，417字，字字珠玑；序、文76言，句句真理。勒石刻碑，堂皇大气，昭示天下，启迪万民。钱老潜心古韵，默默考据，纠后世《内经》数版刊印之错不下60处，改宋本《伤寒》之误不下40处。千年经典，幸遇今日，幸莫大焉；纠错归根，依正示今，功莫大焉。钱老视讲台为圣殿，视授课为要责，视学子为未来，精心备课，倾心授课，耐心引导。对学生的作业和感想，有回复，有鼓励，有指教，有启迪。字字句句，充满深情，充满力量，充满智慧。

七贺钱老继学之梦。中国梦，举国振奋；中医梦，传承创新。中医是"瑰宝"，是"钥匙"，"包容世界"，"造福人类"，要加强"挖掘和阐发"，"让书写在古籍里的文字都活起来"。钱老说："这是国家中兴之举，这是时代的呼唤。"中医药历史悠久、博大精深，典籍浩繁，弥足珍贵。钱老说："这是民族的创造，这是祖先的遗产。"在钱老心中，时代与历史，国家与个人融为一体。他又一次说出了张载的千年名言："为天地立心，为生民立命，为往圣继绝学，为万世开太平。"继绝学之梦油然而生。钱老深知，"挖掘""阐发"中医典籍，古音韵学、训诂学、考据学、文字学实乃重器，万不可丢，尤不可绝。现在，从顾炎武到任应秋，对20多位先辈的经验正在研究，以师带徒为形式，以古音韵学为抓手的重器之学正在传承。钱老梦想成真，功德无量，实属必然。

八贺钱老永远年轻。年龄有季节，我们同贺钱老八十寿辰；岁月无终期，我们同知钱老自觉自明、早已握住了人生的本味。《黄帝内经》提携天地，把握阴阳，为人类树立了"真人""至人""圣人""贤人"，四种生命的榜样，钱老早已了然于心。虽然，钱老头上，早已长出了第一根白发，这是自然；虽然，钱老已离职退休，这是规定；但是，钱老纯德全道，呼吸精气，融家国于一身；去世离俗、独立守神，系古今于一心；游行天地继绝学，象似日月育新人；处天地之和，振兴中医；从八风之理，服务人民。人生"三宝"：精、气、神，钱老的"三宝"，如日中天正当时。感谢钱老，学为人师，行为世范。敬佩钱老，"发陈""蕃秀"，硕果累累；"容平""闭藏"，大放光明。

钱老正年轻，衷心祝福钱老永远年轻。

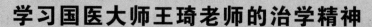

学习国医大师王琦老师的治学精神

——初读王琦老师学术著作的感受

(2015 年 3 月 28 日)

我参加今天的学术思想讨论会，心中充满感激、充满敬佩，很受教育。学校组织国医大师王琦老师的学术思想讨论会，这是一件大事。我以一个外行，在学校学习，深受学校各位领导、各位老师和同学们关心、帮助和爱护。我深深感受到，中医药事业和我们学校的传统好；徐安龙校长明确提出"人心向学"的理念好；我们学校重道、重教、重学、重人才的氛围好。清华梅贻琦老校长曾说："大学之大，非大楼之谓也，乃大师之谓也。""人心向学"和"大学乃大师之谓"，本是相通的，都是倡导大师和学校所代表的学问、知识、品德和精神。这些，既是学校的育人之本，又具有重要的时代价值。

我聆听过王琦老师的讲座和在学校春节团拜会上的讲话。老师"一心向学"的精神使我深受感动。在同学的帮助下，我又看到了王老师的著作，当我面对王老师厚厚的 18 本专著时，一次又一次受到启迪、受到震撼，整整八百二十八万三千字。国家卫计委副主任、国家中医药管理局王国强局长作序，王老师书中字字句句述说心声，李良松等十多位老师细心整理，这是心血和执着，这是智慧和责任，这是财富和奉献，这是王老师治学精神的集中体现。

学习王琦老师的著作，领悟老师的治学精神，我有以下五点感受：

一、历史和逻辑双重视角，奠定深厚基础

中医药学历史悠久，博大精深。王琦老师从历史和逻辑两种视角，娴熟地把握了中医药学的主题和本质，积累了深厚的学术功底。历史视角，就是王琦老师以人类文明史、中华文明史和中国医学史为核心，通过对医林人物、中外医药交流史和当代史的研究，揭示了中医药学人类生命科学的主题、东西方思维方式的差异和中医药学的重要价值。逻辑视角，就是王琦老师从中华文明的"太极"理论出发，深刻阐述经典，揭示了中医药学天地阴阳，五行生克、气一元论等基础理论的深刻内涵，生动展示了中医药学天人

合一的整体观念，意象思维、辨证论治的法则和特征。历史和逻辑的双重视角，贯穿在王琦老师学术思想的始终。

二、理论和实践双重基点，迈开坚实步伐

重视理论与实践，重视理论与实践的结合，这是王琦老师学术思想的重要特征。主要体现在三个方面，一是在文献研究中，王琦老师既注重《黄帝内经》《伤寒论》等经典研究，又注重《临证指南医案》《本草纲目》等临床文献；既注重古代经典文献，又注重当代学者、同仁的成果和经验。王老师先后为三十多部当代学者的研究成果所作的序言，都有重要的理论和实践价值。二是在临床实践中，王老师明确提出，"疗效乃中医立足之本"，"中医发展的根本在于提高疗效"。他虽然接近高龄，但始终没有脱离临床，而且，既重视总结自己的临床经验，又重视研究同行的临床经验，特别是重视研究中医药在国计民生重要事件中的作用和贡献。几十年如一日，实在是难能可贵。三是在王老师讲学和学术著作中，始终贯穿着理论与实践的紧密结合。无论是中医文献文化，还是专科专著，无论是"思想说要"，还是"三论""八论""三十一论"，都有理论阐述，有经验总结，有实践分析，学理性很强，实践性很强。

三、教学与临床双重责任，拓展广阔舞台

我在学校学习时，常常为学校的老师们承担着教学、科研、临床多重责任，而又尽职尽责的精神所感动，王琦老师就是其中的杰出代表。在书中，王老师写道："中医之传承，从《黄帝内经》以岐伯、黄帝师生问答而为师承之肇始，后随中医学推移演进，繁衍传继""名家辈出，学派流衍，卓有建树者甚多，或续其余绪者，或与师齐名者，或青出于蓝而胜于蓝者，皆源远流长，蔚为大观。"如此重视传承、爱惜学子、期盼成才之心，了然纸上。王老师是这样写的，也是这样做的。身为我们学校的教授，主任医师、博士生导师，从事教育工作40余年，先后培养的博士后、博士生、硕士生及学术经验传承人80多名；老师教过的学生，更是以千计；老师治疗过的病人，更是以万计。在这样一位具有学风严谨、学识渊博、诲人不倦的老师培养下成长起来的学术队伍，必然是一个素质高、学问好、品德出众的队伍，他为学子们提供了一个学术创新的舞台，一个人才成长的舞台，更是一个为中医

药的振兴发展，尽心力、出智慧、做贡献的舞台。

四、继承与创新双重宝库，凝聚学术体系

在王老师的学术著作中，有文献注释、文献研究，有医案分析、医案研究，有医史回顾、人物研究，有科研方法阐述，有教育思想总结，有中医学总论，也有类别科目分析，特别是立言开新的中医体质学、男科学、藏象学和腹诊学，处处充满新意，使人清新地感受到古老中医年轻、创新、充满生机的品质和精神。所有这些，贯穿着对中医药学丰厚内容的理解和继承，贯穿着对中医药学主题和本质的认知与把握，贯穿着对中医药学在新的历史条件下的创新和丰富。所有这些，其中的任何一项，都是重要贡献，更何况王老师形成了八百多万字的学术体系。这是王老师和王老师带领的团队的光荣和奉献，是我们学校的光荣和成果，也体现着中医药事业的光荣和希望。

五、学养与修养双重修为，形成不竭动力

在王老师书中，列有老师的"学术年谱"。老师生于 1943 年，祖籍江苏高邮，如今 72 岁。细读年谱，老师与许多年长的同志一样，度过了同样的岁月；与许多年轻的同志相比，经历了过多的磨炼。但是，老师却是学为人师、行为世范，出类拔萃，是什么原因？

同样，在老师书中，我们找到了答案。《王琦学术思想说要》第八章中，老师的学生用了九节文字，整理了老师平日的"散墨与情怀"。那是矢志不渝、昂扬向上的人生态度；那是熔铸天地，挚爱祖国的人生情怀；那是一心向学，培育人才的崇高责任；那是尊师敬友，虚心学习的可贵精神；那是勇于实践，勤奋克己的优良作风；那是医贯文明，沟通文理的深刻认识；那是继承传统、开拓创新的时代担当；那是书医同工、古韵新声的美好蓝图。

总之，老师为学重学养，有坚定的文化自信、理论自信、道路自信；老师为人重修养，有真诚、干净、智慧和事业担当的人格魅力。这样的双重修为，是老师成为大师、成为楷模的不竭动力。

中医体质学和中医治未病走向世界，
正当其时，正当其位①

(2017 年 8 月 19 日)

2016 年 12 月 6 日发布的《中国的中医药》白皮书，是我国政府首次就中医药发展发表白皮书，具有深远的历史意义和重要的现实意义。

第一，《中国的中医药》白皮书明确指出，"中医药作为中华文明的杰出代表，是中国各族人民在几千年生产生活实践和与疾病做斗争中逐步形成并不断丰富发展的医学科学，不仅为中华民族的繁衍昌盛作出了卓越贡献，也对世界文明进步产生了积极影响"。这就向世界明确宣示了中医药学是中华民族的首创，其知识产权属于中国；同时，指出了中医药学在中华文明和世界文明进步中的重要地位和作用。这是我们作为中华儿女，上对得起祖先，下激励后人的一件大事。

第二，《中国的中医药》白皮书系统介绍了中医药 5000 年的发展脉络，展示了中医药的科学价值和文化特点。这就生动具体地说明了习近平总书记对中医药学深邃内涵、科学地位的精辟论述："中医药学凝聚着深邃的哲学智慧和中华民族几千年的健康养生理念及其实践经验，是中国古代科学的瑰宝，也是打开中华文明宝库的钥匙，它很可能为世界生命科学和医疗卫生的突破作出重大的贡献。"

第三，发表《中国的中医药》白皮书，全面介绍我国发展中医药的国家政策和主要措施，充分说明我们党和国家历来十分重视中医药学。特别是党的十八大以来，习近平总书记强调，要着力推动中医药的振兴发展。党和国家把中医药作为"健康中国"建设的重要力量，摆在了国家战略的高度。总书记还明确指出，中医药的创新发展迎来了天时、地利、人和的大好时机。这是对繁荣中医药学、对发展中医药事业的充分肯定和殷切期望。这在中医药发展史、人类健康事业发展史上都是少有的。

---

① 本文是作者参加国医大师王琦教授"中医体质学和中医治未病走向世界"学术研讨会的发言。

以上三点，是我对发表《中国的中医药》白皮书所具有的重要意义的认识，也说明**中医体质学和治未病走向世界，正当其时。**

中医体质学和治未病走向世界，正当其位。这主要是中医体质学和中医治未病学说的科学内涵和客观功能决定的。

2016 年 5 月 17 日，习近平总书记在全国哲学社会科学工作会议上的讲话中提出："要按照立足中国、借鉴国外，挖掘历史、把握当代，关怀人类、面向未来的思路，着力构建中国特色哲学社会科学，在指导思想、学科体系、学术体系、话语体系等方面充分体现中国特色、中国风格、中国气派。"同时提出中国特色哲学社会科学应该具有的 3 个主要特点：第一，体现继承性、民族性；第二，体现原创性、时代性；第三，体现系统性、专业性。

我学习总书记以上论述，深深感受到，总书记提出的繁荣哲学社会科学的思路、目标要求和所应具有的特征，同样适应于中医药学；而且，在王琦老师和老师带领的团队，在对中医治未病学说的研究与创立的中医体质学中，都有生动体现。仅以王琦老师集 50 多年学术生涯，带领团队经 30 多年研究实践，所撰著的《王琦医书十八种》为例。王国强同志从中医药事业发展全局的角度，为全书写了序言，对王琦老师的研究和贡献给予了科学肯定、高度评价。

例如，体现继承性、民族性。在《王琦医书十八种》中，从"总前言"到具体内容，处处体现着王老师对中医药学的衷诚挚爱、赤子之心。十八本医书中有《中医医史文献研究》《中医经典研究与临床》和对中医基础理论系统的研究。在藏象、体质、腹诊、男科和疑难病症等专项著作中，始终贯穿着中医药学的整体观念、辨证论治和中医原创思维方式。十八种医书中的创新，又都有对《黄帝内经》《伤寒论》等经典，直至近、现代中医典籍的引述与回顾。这些，都体现了王琦老师中医药学研究成果的继承性、民族性。

例如，体现原创性、时代性。在王琦老师为十八种医书撰写的《总前言》中，共有七条感悟，"学与创"为第一条，依次为"本与新""魂与体""博与约""知与行""传与承""文与理"，条条都体现了实践中的新感悟，时代中的新认识。王老师还引用了著名科学家默顿的话："实现科学知识的增长，为独创性的科学知识而做研究，是一个科学家的巨大幸福"，"科学的通常目标，就是扩充正确无误的知识。"又通过回顾中医药学 5000 年的发展史，明确指出"中医药学5000年的发展历程就是一个不断创新发展的演进史"。正是有这样的自觉认识、高尚责任和艰苦探索，才有中医体质学、中医男科学、中医藏象学、中医腹诊学等领域的创新成果。而且，王老师通过大量临床实践，通过与古代西方医学"四体液"学说、与现代世界发达国家医改路径的比较，说明中医体质学等创新成果为中医药学的科学体系增添了新的"超越时空，跨越国度、富有永恒魅力、又有时代价值"的科学精神。这些，都体现了王琦老师研究成果的原创性、时代性。

例如体现系统性、专业性。仅以《中医体质学研究与应用》一书为例，全书61万字，分上、中、下和附共四篇，书中有理论体系的构建，有体质分类的形成和基础研究，有体质理论的实践应用和所涉及的重要文献。仅在第一篇体质理论的"历史渊源"中，分五节系统阐述了"先秦至西汉""东汉""三国至两宋""金元时期""明清时期"医家对体质的认识及成果，全面系统地揭示了中医体质学的历史渊源、实践应用、发展过程。使人们清晰地看到了中医体质学的"历史渊源"，进一步加深了对中医体质学丰富内涵、重要意义的认识。

综合以上中医体质学所体现的继承性、民族性；原创性、时代性；系统性、专业性，可以明确看到，中医体质学和中医治未病学说，客观地体现了习近平总书记提出的"立足中国、借鉴国外，挖掘历史、把握当代，关怀人类、面向未来"的思路，在中医药学走向世界，服务人类健康的伟大历程中，正当其时，正当其位。

明德至善，智圆行方

——向国医大师王琦老师学习

(2017 年 2 月 18 日)

今天是 2 月 18 日，农历正月二十二，雨水。"天一生水，东风解冻，散而为雨，万物萌动"。在这个充满生机的日子里，王老师主持师生聚会，我能有机会参加聚会，很感动，很幸运。我们聚会的主题是"一六有你，一七前行"，这个主题很明确、很有意义。

确实，在刚刚过去的 2016 年，在我们国家、在中医药发展史上，是天时、地利、人和的大好时机。总书记关于中医药的一系列讲话，深入人心；全国人大讨论颁布了《中医药法》；国务院向世界发布了《中国的中医药》白皮书等。在这个历程中，还有一件大家都熟悉并引以自豪的大事，就是王老师代表我们国家，代表中国中医界，于 2016 年 8 月 24 日，出席了在美国纽约联合国总部，由联合国发展计划署等五家机构联合主办的《2016"一带一路"与联合国可持续发展目标高峰论坛》。王老师在论坛开幕式上做了题为《在时空网络下中医药"一带一路"的三个节点》的重要演讲。在论坛闭幕式上，王老师又代表中国中医界向世界宣读了《2016 中医长城宣言》。王老师在演讲中提出"交流、合作、服务"三个节点和"以'一带一路'为契机，因国制宜，有的放矢，建立跨区域的时空网络和多维度、多渠道、多层次的交流合作服务机制"，受到出席论坛的 500 余位各国嘉宾、多国驻联合国代表的热烈欢迎，王老师宣读的宣言："中医影响世界，健康成就未来。"让世界充满希望。

大家知道，自十八大以来，习近平总书记先后 30 多次阐释"人类命运共同体"理念，提出了"推动中医药走向世界"的明确要求。2017 年 1 月 18 日，又在日内瓦联合国总部发表了《共同构建人类命运共同体》的主旨演讲，系统阐发了"构建人类命运共同体，实现互利共赢"的"中国方案"，唱响了时代主旋律。

我们学习总书记关于人类命运共同体的理论，再观察世界医学和人类医疗卫生的态势，可以明确看到，王老师对中医药走向世界的思考，王老师在联合国论坛上的演讲、宣读的《宣言》，是联合国成立以来的第一次，也是中医药发展史上的第一次。王老师以中华文明的卓越智慧，向世界展示了中医药的地位和优势；以大医精诚的责任和担当，表达了中国中医界对"构建人类命运共同体的"的决心和信心。这是我们的时代、我们的国家、我们的民族和中医药的大作为、大贡献、大功德。"山高人为峰"，在任何宏大事业中，人是最主要的。在我们时代、国家、民族和中医药的这个大作为、大贡献、大功德中，王老师为我们做出了表率，是我们学习的榜样。这是我们民族和国家的光荣，是中医界和学校的光荣，也是在座的各位老师、学子的光荣。我们作为王老师的学生，的确是幸运的。我们向老师致敬，同时，要更认真、更扎实地好好向老师学习。

向老师学习，学什么？各位老师、同学都有自己的切身体会。2015 年 3 月 28 日，我在学校召开的王琦老师学术思想研讨会上，就自己学习王老师的 18 部著作谈了五点感受，即历史和逻辑双重视角，奠定深厚基础；理论和实践双重基点，迈开坚实步伐；教学与临床双重责任，拓展广阔舞台；继承与创新双重宝库，凝聚学术体系；学养与修养双重修为，形成不竭动力。今天，我再补充谈些体会。概括起来，就是"明德至善，智圆行方"。

"大学之道，在明明德，在亲民，在止于至善"，这既是大学学术、学业的要求，更是大学人才的标准。王老师对国家、对中医学、对学校的赤子深情，对学问、对科研的执着钻研，对学子、对同事的关心负责，对群众、对患者的认真慈善，以至孝敬长辈，关爱全家，从学校到社会，从国内到国外，从工作到家庭，从讲堂到门诊，从上班到节假日，随处可见。这正是"明德"大德，这正是大善"至善"。这是王老师的风格，也正是大家风范。

"智圆行方"。我最早见到这四个字，是小时候在祭祀药王孙思邈大殿的匾额上，当时不理解。后来在学习中，逐步了解到，"智欲圆而行欲方，胆欲大而心欲小"是五代东晋唐昫在《旧唐书》中称赞孙思邈的话，语出《淮南子·主术训》，在《易经》《论语》和《道德经》中都有这样的思想。明末医家李中梓在他的《医宗必读》中，结合自己的临床体会，就这句话的理解和实践专门做了论述。可见，这是中华文明的大智慧、大修为。

在王老师身上，"智圆"，成就了胸怀全局的大格局；成就了服务万民的高境界；成就了面向未来、注重发展的长远见识；成就了对中华文明和对中医理论、中医临床的融会贯通。

　　在王老师身上，"行方"，凝聚成了立足本职、尽心尽责的埋头苦干；凝聚成了对知识、对专业、对学问、对医术的刻苦钻研；凝聚成了严于律己、朴实清白、善待学子、善待同事、善待患者、善待家人、善待群众的高尚品质。

　　总之，"明德至善，智圆行方"，在王老师身上，形成了科学智慧的思维方式，形成了感人至深的行为方式，形成了充满时代精神、创新精神的世界观、人生观、价值观。

　　《黄帝内经》说："天地清净，光明者也。"王老师以自己的实际行动教导我们，一个人，"心地清净，光明者也"。我们向老师学习，以老师为榜样，不忘初心，继续前进，中医药事业一定会天地清净、大放光明；我们每一个老师、同学，也一定会心地清净，大有作为。

对王琦老师《中医原创思维的方法论研究》课题的几点认识①

（2018 年 5 月 4 日）

2012 年 6 月，《光明日报》曾刊登对王琦老师就中医原创思维研究的专访。标题是"原创思维：国家进步的灵魂——王琦教授谈中医原创思维研究"。在刊登这篇专访时，编辑部曾撰一编者按，写道："中医药是中国传统文化中最为璀璨的瑰宝之一，具有独特的、自成体系的原创思维，是我国最具原始创新潜力的学科领域之一，蕴含丰富的内涵与科学价值。中医原创思维对生命与疾病的认知，是构成中医学理论与实践的关键所在。"

王琦老师在接受专访中，系统阐述了三个问题：为什么要研究中医原创思维？中医原创思维模式的科学内涵是什么？研究它有何作用？这篇专访还刊登了中国社会科学院学部委员方克立、王树人研究员和国医大师朱良春教授、路志正教授、李振华教授对王琦老师"中医原创思维"研究的认识和评价。现在，五六年过去了，再回头看这篇以"原创思维：国家进步的灵魂"为标题的专访，编者按、王琦老师和各位专家的思考、认识，不仅没有过时，而且显得越发重要。

比如，王老师说，"原创思维是思维科学研究最重要的一个层面""在对创新要求更加强烈的时代，原创思维日益受到人们的重视""原创思维是一个国家和民族发展与进步的灵魂之所在""如果离开了中华民族的原创思维，就会失落博大精深的传统文化与民族精神"。

比如，学部委员方克立说："准确把握中医的思维模式对深入了解中国哲学的思维方式，极有帮助。"国医大师朱良春教授说："著名哲学家任继愈先生说过，中国哲学的出路在于中医学，中医学的出路在于中国哲学。中医学必须深入研究中国古代哲学，才能提高中医理论，使其发扬光大。"社科院王树人研究员说："王琦教授的研究已经披荆斩棘迈出关键一步，为中医

---

① 节选作者在国医大师王琦教授主持的《中医原创思维的方法论研究》课题研讨会上的发言。

学研究开辟了新路径。"国医大师路志正说："'取象运数，形神一体，气为一元'的中医原创思维模式，对中医学的发展具有指导性的意义。它展现了人与自然及人体自身整体论的思维图景，必将促进中医学的发展，是中医界的一件大事。"国医大师李振华教授说："中医原创思维研究既体现了中医学的继承性，又有国内外创新性的论点，为中医学术研究提供了正确的研究方向和防治疾病的理论依据。"

王老师和几位国医大师、专家阐述的观点，深刻说明了中医原创思维研究的重要意义。这是我的第一点认识。

第二点认识，研究中医原创思维的方法论，是中医学理论创新、实践创新的内在要求。中医原创思维的方法论，包含在中医博大精深的理论体系之中，包含在中医数千年传承发展的实践之中。正是因为中医原创思维所具有的科学方法论，中医原创思维才不断迸发智慧，充满活力；中医药学才不断丰富发展，充满生机。

《黄帝内经》共30万字，上言天文，下讲地理，中知人事；至大，宏观至宇宙、苍生、万物；至小，微观至气血、经络、腧穴；以人的生命为中心，条分缕析，句句经典。如果没有原创思维的科学方法，是不可能的。中医学理论，博大精深，历经数千年传承，既一以贯之，又不断创新，如果没有原创思维的科学方法，也是不可能的。中医的临床实践，面对各种生命状态，面对各种疾病的诊断治疗，如果没有原创思维的科学方法，更是不可能的。

对中医药原创思维的方法论，《黄帝内经》时时都在提醒，历史记载的数千名医家也各有体会。孙思邈从临床医生角度提出了"智欲圆而行欲方，胆欲大而心欲小"的要求，李中梓还为此专门写论。新中国成立后，创办起来的中医药院校开设了《中医哲学》课程，其中，不乏方法论研究的内容。

今天，在习近平新时代中国特色社会主义思想指引下，"中医药是中国古代科学的瑰宝，是打开中华文明宝库的钥匙"，已成为普遍共识；"深入挖掘中医药宝库中的精华，把中医药这一祖先留给我们的宝贵遗产继承好、利用好、发展好"，已成为必然要求。为此，把中医理论与实践所蕴含的丰富方法论挖掘出来，把历史和现实已有的认识提炼出来，形成中医特有的原创思维方法论，无疑是中医基础科学、中医哲学的重大创新，无疑是中医思维科学的重要成果，对中医的创造性转化、创新性发展，必然发挥重要作用。

第三点认识，研究中医原创思维的方法论，对中国哲学和建设"健康中国"、时代强国具有重要意义。 方法论是任何一种哲学、任何一种理论，价值实现的唯一途径。任继愈先生说："中国哲学的出路在于中医学，中医学的出路在于中国哲学"，从这个角度来看，中国哲学作为中华文明的概括和总结，在人类哲学思想中，历史最悠久，内容最丰富，是中华文明宝库的核心和基础。中国哲学的"天人关系""形神关系""知行关系"，彰显了中国哲学"以人为本"的特征。中国哲学从"天人合一"这个根本原理出发，形成了对天地自然、人类社会、群体家庭、个体生命的一系列科学认识，在中华民族的实践中，形成了几千年传承不断、生生不息的中华文明；也形成了中华民族勤劳勇敢、坚韧不拔、不断创新、开放包容的杰出品格。

中医学以人的生命为主题，中医学的一系列概念、范畴、关系无不是中国哲学的生动表达。英国科学家李约瑟明确说过，阴阳学说、五行学说最生动的表达"只有在《黄帝内经》才能看到"。中国医学史生动说明，中医学的历史价值与中国哲学的历史价值是完全一致的。

今天，我们党和国家的事业进入了新时代，新的历史方位；中国哲学和中医药学也同样进入了新时代，新的历史方位。正如马克思、恩格斯在《共产党宣言》中提出共产主义的基本原理时所说的："这些原理的实际运用，随时随地都要以当时的历史条件为转移。"习近平新时代中国特色社会主义思想，已经明确提出了"以科学的思维方法保证各项改革顺利推进"的要求，并具体阐述了辩证思维、系统思维、战略思维、法治思维、底线思维、精准思维等内容。

可见，深入研究中医原创思维的方法论，是新时代、新的历史方位的客观要求，对中国哲学的创新发展很重要，对实现"人民对美好生活的向往"很重要，对"为人民群众提供全方位全周期的健康服务"很重要，对建设时代强国，构建人类命运共同体都很重要。

我想，这正是中医原创思维的方法论研究，所具有的重大意义和根本目的。

有感于国医大师王琦教授的家国情怀①

（2019 年 2 月 23 日）

我衷心感谢老师邀请我参加师门的新春团拜会。今天的团拜会，以"诗的年华"为主题，老师的教诲和师生间的交流，使我深受启迪、深受感动。

去年腊月二十九，习近平总书记在中央新春团拜会上致辞说："忙碌了一年，一家人一起吃年夜饭，一起守岁，享受的是天伦之乐、生活之美……在家尽孝、为国尽忠是中华民族的优良传统……我们要在全社会大力弘扬家国情怀……提倡爱家爱国相统一，让每个人、每个家庭都为中华民族大家庭作出贡献。"

在这里，总书记讲"在家尽孝""为国尽忠"，蕴含了中华民族重视生命的血脉亲情和民族自信、文化自信的坚贞气节，使我们不由得想到孙思邈的名言："为人子不读医书，非忠孝也。"

在这里，总书记讲"天伦之乐、生活之美"，彰显了中华民族"天人合一""天人相应"的深邃智慧和博大情怀。使我们不由得想到我们的祖先，在遥远的古代，在生产生活中吟诵、辑录，又充满神思、遐想和浪漫精神的《诗经》。

英国诗人雪莱说："自有人类便有诗。"俄国作家屠格涅夫说："凡是有美和生命的地方就有诗。"黎巴嫩作家纪伯伦说："诗是从人的伤口和笑口中涌出的歌。"法国作家波德莱尔说："诗是人内心翻腾的叹息。"在中华文明的历史长河中，诗歌与生命、与岁月年华、与生产生活密切相连。在中华文明古代典籍中，所阐述的天地大道、人生至理，许多都是四言、五言、七言古体诗。"天覆地载，万物悉备，莫贵于人"，"人命至重，有贵千金"，"诗言志以咏之"，"歌述声以唱之"。这些人类文明、文化中，有数不清的"人""人的生命""人的情感"，在现实中的结合，就是人的灵性，就是我们民族的精神和品格，就是总书记倡导的家国情怀。

总书记倡导的家国情怀，老师以自己几十年的实际行动做到了，老师全家在卓越家风的影响下做到了；在老师带领下，我们的团队年年月月、一天

---

① 本文节选自作者参加国医大师王琦教授主持的 2019 年师门春节团拜会的发言。

一天的奋斗，以一项一项的成果做到了。老师是深怀家国情怀的典范，也是继承和弘扬家国情怀的榜样。

老师的家国情怀，根植于孝敬和慈爱。老师对老母亲的孝敬，我们有目共睹；老师对儿女子孙的慈爱，我们感同身受。老师虽已年近八十，功成名就，但凡节假日，都要敬守在母亲膝下；无论工作多忙多累，回家都满心喜悦，先叫一声"妈妈"。无论老师讲学、出差何处，"老妈妈"总是老师心里的第一个牵挂。老师和师母对子女的慈爱，既深情又智慧，既无微不至又放飞天下，个个成人成才，人人健康愉快。老师对家人如此，对我们的团队，对领导、对同事，对学子、对病人，同样充满尊敬和爱护。老师的孝敬和慈爱，感染、教育惠及着我们每一个人。

老师的家国情怀，凝聚于文明和信念。老师学医从医，已过半个多世纪，名冠"国医大师"，公论"仁心仁术"，著作等身，救人无数。人非圣贤，学而知之，天才源于勤奋。老师的执着和勤奋，智慧和创造，凝聚于老师数十年日日夜夜对中华文明的感悟和钻研，凝聚于老师热爱中医、献身中医的坚定信念。这样的感悟、钻研和信念，在老师难以数计的日夜思考、研究中，形成了哲学、史学、文学、医学等全方位的知识之网，形成了老师的高尚品德和精神，深厚学识和积累，博大格局和见识。近百首诗词，反映了老师对时代、对民族、对国家、对中医药事业的赤胆忠心。无数次国内外学术活动，老师带去的智慧和力量，总使与会者深受启迪；老师一以贯之的临床出诊、门诊，奉献的责任和爱心，总使病人满意而归。老师的家国情怀是深植在中华文明的结晶、瑰宝之中，体现在深情和行动之中的。

老师的家国情怀，为民族争得了荣誉。在联合国讲台上，老师庄重宣读《2016 中医长城宣言》，开创了历史先河，影响很大、意义深远。老师创立的体质医学，实现了中医药学"理、法、方、药"的多方面创新，为中医药的振兴发展，做出了卓越贡献。老师以自己的博学与专注，品德与修为，真诚与爱心，担当与奉献，为我们树立了继承和弘扬中华民族家国情怀的典范和榜样。有老师这样的典范和榜样，是国家的骄傲，是中医药的光荣，是家庭的幸福，更是我们大家、我们每一个学子的光荣和幸福。

创建中医心质学的重要意义①

（2018 年 4 月 15 日）

《中医心质学》是中医药战线贯彻习近平新时代中国特色社会主义思想的一个具体成果，与人民健康密切相关，与健康中国密切相关，与"一带一路"、构建人类命运共同体密切相关。

一、《黄帝内经》的启示

《黄帝内经》在阐述"上古之人""今时之人"的理想状态时，分别提出了"真人""至人""圣人""贤人"四种标准。贯穿其中的有两个词、八个字，即"德全不危""形与神俱"。这八个字说明了一个最基本、最重要的道理。一个正常的人、理想的人，必然是五脏六腑、四肢百骸、皮肉筋骨、气血津液等肉体的"形"，与"德气生精神心魂魄意志思虑智"和"喜怒忧思悲恐惊"等精神现象同时并存。而且，在"德气生精神心魂魄意志思虑智"和"喜怒忧思悲恐惊"等精神现象中，德为首，其他精神现象，都受德气的影响和支配。

"德全不危""形与神俱"，体悟两千多年前先祖讲的这八个字，说明中医药学以人为本，关心人、重视人，所以研究体质很重要，王琦老师从"人"的整体出发，创立了中医体质学，做出了重要贡献。同时也说明，研究心质也很重要，李良松、徐峰二位教授从人的整体出发，系统研究人的各种精神现象，创立了《中医心质学》，也是十分重要的贡献。因为体质和心质，都是马克思说的"人本身"的重要组成部分，都涉及人生命的方方面面，涉及中医药学的方方面面。我们有了中医体质学，现在又创立了中医心质学，进一步体现了《黄帝内经》"形与神俱"的基本原理，进一步展现了中医药学的题中应有之意，是中医药学创新发展的重要成果，具有十分重要的理论意义和实践意义。

---

① 本文节选自在北京中医药大学李良松教授《中医心质学》出版座谈会上的发言。

二、生命的回归

"形与神俱",是人生命存在的基本形式,是研究人的生命须臾不可分割、不可忽略的两个基点。长期以来,在哲学和其他一些领域有"唯物"与"唯心"之说。将以有形物质为本原的学说冠以唯物主义,将以无形精神为本原的学说的冠以唯心主义。在学术领域,对一门学问的研究,做这样的分类、分析无可非议。但在实践中,对人的认识,如果形、神脱离,往往会产生问题。如"人有多大胆,地有多大产",如"对历史上凡是心学研究,都归于唯心主义,而忽略了其合理价值。"这些,都脱离了实际,都违背了实事求是的基本原则。在中医药学中,"形与神俱"本来就是客观存在,是人的生命真实,是中华民族对人的生命认识的科学性所在。所以,对"形"与"神"任何一方的深入研究,特别是"形""神"一体的研究和实践,都十分重要。这是生命的回归,是中医药学的特点和优势。

三、"双创"的新亮点

习近平总书记对中医药学的创造性转化、创新性发展寄予厚望。在致中医科学院成立 60 周年的贺信中,对中医药的传承发展提出了明确要求。其中,特别强调"增强民族自信,勇攀医学高峰";特别强调"发掘中医药宝库中的精华,充分发挥中医药的独特优势";特别强调"推进中医药现代化,推动中医药走向世界"。要求"把中医药这一祖先留给我们的宝贵财富继承好、发展好、利用好,在建设健康中国、实现中国梦的伟大征程中谱写新的篇章"。

《中医心质学》体现出了"增强民族自信,勇攀医学高峰","发掘中医药宝库中的精华,充分发挥中医药的独特优势"等多方面的特点,在传承中医药基础理论、中医药文化和发掘中医药宝库中的精华等多个方面,都是创造性转化、创新性发展的重要成果和亮点。

生命的驿站、文明的濡养

——学习李峰教授《睡眠养生十二讲》有感

(2017 年 4 月 26 日)

2015 年 4 月，北京中医药大学在研究落实全国哲学社会科学规划特别委托项目——"中医药与中华文明"时，学校领导和专家们都提出，要把"中医养生和中华文明"作为课题的一个重要内容，并推荐基础医学院党委书记、博士生导师李峰教授为"中医养生与中华文明"课题的主要负责人。

也许是一种机缘，我初到学校时在基础医学院学习。当时，李峰教授还在学校继续教育学院任院长。继续教育学院的学生以社会从事和热爱中医药事业的成年人为主要对象，李老师亲切、勤奋和深厚的专业修养给同学们留下了很深的印象。北京中医药大学和西藏藏医学院是对口支援单位，李老师听从学校的统一安排，承担了援藏工作。西藏藏医学院尼玛次仁院长和多位老师谈起李老师时总是说："好兄弟、好大哥、好门巴（医生）！"

我第一次听李峰教授讲课，是学校举办的"岐黄讲坛"系列讲座，李老师主讲"失眠症的中医特色辨治"，仅课件就做了 180 张。李老师首先从 1988 年上海甲肝流行讲起，时任上海市中医文献研究馆馆长的王翘楚教授，依据自然界阴阳消长规律，运用萱草花、合欢花、合欢皮、花生叶等植物抗甲肝获得很好的效果，还对失眠症有显著疗效。随后李峰教授全面介绍了睡眠在人生命活动中地位和作用，中医典籍对"寐"与"寤"的论述，国内外研究失眠症的历史和现状，及中医前辈的治疗经验等，同时提出了自己的认识。在两个小时的讲座中，李老师务实严谨的学风，开阔深邃的思路，认真负责、诲人不倦的精神，使大家深受感动。

不仅这些，2010 年 2 月 2 日，农历乙丑年腊月十九，我国外交部和欧洲议会在位于比利时的欧洲议会总部大楼举办了为期 3 天的"中国新年走进欧洲议会"活动。李峰教授作为我国中医界的代表出席，以《我的健康我做主》——中医药学讲座作为此次活动的开篇，讲座以"绿色健康，从传统中医看养生保健之道"为题，从睡眠、食物、运动和经络保健与治疗四个方面，深入浅出地介绍了中医如何利用食物和按摩改善睡眠质量；如何通过食疗调节人体阴阳平衡；如何利用"八段锦"运动体操强筋健骨，预防颈肩背腰痛；如何自我按摩人体穴位消除疲劳和头痛。在讲座中，李老师还现身说法，向来宾们传授简单有效的按摩手法，示范"八段锦"核心招式，并用耳穴探测仪和耳穴贴豆法现场为 20 多位来宾现场诊疗，受到全场热烈响应。我国驻欧盟使团王晰宁参赞介绍，在欧洲议会举办中医讲座，历史上还是首次，讲座受到如此热烈的欢迎，也很少见。

还有，肿瘤是对人类生命健康危害最大的疾病之一。半个世纪前，联合国就设立了攻克癌证的巨额奖金，至今仍未颁发。李峰教授师从著名肿瘤学专家杨维益教授。杨教授十分重视对中医经典的钻研和传承，十分重视中医诊断和临床研究，十分重视对人从健康到患重疾的过程研究。杨教授编著出版的国内第一部乳腺癌专著，曾获全国医学科学大会奖。李峰老师认真体悟杨教授的治学精神和丰富经验，不仅对杨教授主编的《中医古籍考辨》《老年医学》《中国康复医学》《中医诊断学》等二十余部著作耳熟能详，还能结合临床实践，不断有创新，有发展。

李峰教授和夫人同是杨维益教授的学生，是中医临床主任医师。他们的生活，几乎和中医教学、临床、科研融为一体，以至女儿也深受影响。中学毕业，报考大学时，高分"学霸"，硬是放弃了其他著名高校的录取，决心继承父母专业，上了北京中医药大学。平时，李峰教授专注于学问，倾心于临床，认真做好本职工作的同时，不忘唐代药王孙思邈的心愿，对中医之道、健身之理、祛病之法，"欲使家家自学，人人自晓"。在临床实践中，他总是既治身病，又治心病；既祛除现疾，又指导康复。一个又一个患者带着不安来，满怀信心去，个个深为感动。近年来，李老师多次在中央电视台《中华医药》等媒体和栏目，解答社会和观众、读者的疑问，讲解治疗亚健康、慢性疲劳综合征、顽固性失眠、抑郁症以及中医药防治肿瘤等疾病的知识和方法，深受欢迎。

丁酉春节刚过，我看到了李峰教授的书稿——《睡眠养生十二讲》。题头"本自上工治未病，我的健康我做主，睡方安眠保健康"几句话，明确表达了李老师对维护生命健康的深入思考和认识，表达了李老师对"上工治未病"的理解和责任。全书立足于中华文明"天人合一"的大智慧，立足于中医药"万物悉备，莫贵于人"的生命理念，立足于人的健康和"痼""寐"两种生命状态的实际需求，系统阐述了睡眠对生命健康的重要意义；

深入分析了人的睡眠功能和睡眠障碍的机理；广泛列举了睡眠障碍的各种表现和原因；针对人的不同体质、不同年龄、不同症状的睡眠障碍，提出了多种保健、治疗方法。使人清晰地认识到睡眠是每一个人生命活动的重要组成部分，是维护人的生命活力、生命健康日日不可或缺的驿站；清晰地看到，人生命中的喜、怒、忧、思、悲、恐、惊"七情"，和心、神、意、志、思、虑、智等精神、意识、思维、情志活动，与人的睡眠和生命健康的密切关系。并由此出发，客观地说明了文明程度、文化修养、思想境界、思维方式、生活习惯和世界观、人生观、价值观，与人的身心健康、良好睡眠密不可分，具有重要意义。

第一，深刻体现了中华文明"天人合一"的大智慧。习近平总书记在北京大学与师生座谈时，曾引述和列举了中华文明、中华文化"超越时空、跨越国度、富有永恒魅力又有当代价值"的一系列论述。第一条是"民为邦本"，第二条就是"天人合一"。著名学者钱穆、季羡林先生都对"天人合一"理念有着深刻理解。钱穆先生称之为"整个中国传统文化思想之归宿处"，"是最高贵最伟大处"，"是中国古代文化最古老最有贡献的一种主张"（钱穆《中国文化对人类未来可有的贡献》）。季羡林先生则称之为"人生的最高理想境界"（季羡林《"天人合一"新解》）。

李峰教授的这部著作，正是从中华文明、中华文化这个最基本、最高贵的"归宿"和"最高境界"出发，着眼于睡眠——这个关乎每个人"生命的三分之一"的话题。他指出，昼夜交替是自然界最为重要的节律之一，而人的睡眠—觉醒周期具有与昼夜交替相一致的节律；人的睡眠活动是天人相应的表现，是人适应自然界昼夜阴阳变化的结果；睡眠的意义在于调节人体与环境的昼夜变化，使其协调统一，以保证人体生理与生态活动的相对稳定，提高人体的各种生理功能和免疫能力；充足的睡眠、均衡的饮食和适当的运动，是国际社会公认的三项健康标准。同时，还引用了《黄帝内经》等中医经典文献就"人与天地相参""人与天地相应"的诸多论述，系统总结、说明了中华文明、中华文化和中医药学及当代西方医学对人的生命状态、生命节律的科学认识。

第二，生动展示了中医药学"整体观念、辨证论治"的鲜明特征。人的机体是一个与天地相应、精密细致而又完整统一的系统。在此基础上，中医药学形成了独具特色的鲜明特征——"整体观念、辨证论治"。李峰教授通过对人的生命本质、生命节律的分析，以连接人与天地、沟通人的肌体和生命全过程的营卫之气为前提，以"心神"为主宰，以人的五脏六腑正常的生理功能为基础，系统揭示了人的睡眠机理，深入分析了"困意""梦境""肌体修复""生长发育""认知记忆""免疫康复"和"调节情绪"等各种睡眠意义和状态；深入揭示了"失眠""睡眠呼吸暂停综合征""不宁腿综合征"和各种"发作性睡病"的病因病机及检测办法。尤其指出了人的精神状态、生活习惯对睡眠的影响和作用。

例如，关于以"心神"为主宰。李老师阐述了中医药学的"心主藏神""主身者神"理念后，做了这样的分析：中医学所谓心藏神，心主神明或主神志，是指心有统帅全身脏腑、经络、形体、官窍的生理活动和主司精神、意识、思维、情志等心理活动的功能；同时，心又是可接受外界客观事物并做出反应，进行心理、意识和思维活动的脏器。人体复杂的精神、思维活动实际上是在"心神"的主导下，由五脏协作共同完成的。正是由于"心藏之神"有如此重要的作用，若"心不藏神"则神失安宁，营卫运行失常，脏腑功能失调，影响到脾之化源、肺之输布、肝之疏泄、肾之升降，则人体正常之寤寐无从谈起。这就是"心神"在睡眠中的主宰和调节作用。由此，李老师强调，平素要注意心理调整，睡觉前更要调整心态保持平和，否则，不良情绪必然会影响睡眠。

再如，关于中医学对失眠的认识。李峰教授就中医学对失眠的认识，追溯到《易经》和《诗经》，并从《黄帝内经》和马王堆汉墓帛书《足臂十一脉灸经》《阴阳十一脉灸经》，再到清代医家王清任的体会和郑寿全的专著《医法圆通·不卧》，分初步认识、深入研究和理论升华三个阶段系统做了介绍。结合当代研究成果，将失眠的病因病机归纳成四类十一种。四类是阴阳失调、营卫失调、五脏失调和火邪痰瘀等其他致病因素；十一种是阴阳失和、阴阳失交、卫不入阴、营卫衰少、魂不入肝、心不藏神、思多伤脾、肺不收魄、肾不敛志、火邪妄动、痰瘀气滞等。虽然李老师一再强调，这些分类常常是互相交错、互有影响的，但这样分类，对准确把握中医的整体观念、辨证论治，增强诊断治疗的针对性无疑是有指导意义的。

第三，重临床、重疗效，勤求博采，服务健康。这是本书的重点。李峰教授从全书第六讲起，立足于中医药学"正气内存，邪不可干"，"精神内守，病安从来"的基本理念，吸收了西方现代医学睡眠研究成果，深入分析了"睡眠习惯"与失眠、与养生的关系，提出了养成良好睡眠习惯、纠正不良睡眠习惯的意义和方法。接着，针对不同年龄、不同体质、不同性别、不同职业、不同环境的不同人群，归纳出影响睡眠的不同因素。在此基础上，精选中医药物、针灸、推拿、香料、药浴和食疗、药膳、气功功法等多种药物和外治方法，指导帮助人们祛除失眠困扰，实现健康睡眠。

其中，介绍治疗失眠的经典成药 9 种，现代成方 16 种，均有配方、主治和各方特色的说明。介绍针刺、艾灸和耳穴治疗法 5 种，简便易用。介绍传统藏香疗法，从医理到实践，对人们进一步认识藏医药的博大精深，进一步认识积德辟邪、除垢杀菌、醒神祛秽、怡心益智均有重要意义。对精油疗法、按摩法、足浴安神法的介绍，实用性、操作性都很强。对食疗和药膳的介绍，则从原理、原则到禁忌和制备方法，从单味到复方，从直接食用到粥、羹、汤、膏的制法等，共 60 多种。关于睡眠的自我保健、行为调适、环境调整及从实际出发的卧具选择，李教授都做了详细说明。全书的十一、十二讲，李峰教授重点分析和介绍了睡眠呼吸暂停综合征和创伤后应激障碍的病因病机、防治办法，这是很有针对性、很有价值的。

总之，《睡方安眠保健康——睡眠养生十二讲》，既是一部从中医药与中华文明的视角认识人的生命健康的学术专著；又是一部以中医药学理论和实践为指导，帮助人们祛除疾病、健康睡眠的行为指南。

祝贺李峰老师《睡方安眠保健康——睡眠养生十二讲》一书顺利出版，祝贺各位读者人人拥有健康的睡眠，人人拥有幸福的人生。

努力攀登"天人相应"的新境界

——读王朝阳教授《中医气化结构理论》

(2017 年 11 月 10 日)

面对博大精深的中医药学，我是个外行。前几年，我刚到北京中医药大学学习不久，跟随外国留学生班学习中医特色疗法的头针课。授课的是学校针灸推拿学院的王朝阳老师。王老师耐心地讲经络，讲区位穴位，讲病证诊断，讲选穴和手法，同学们都很有兴趣。后期是实习操作，学生两人一组，在对方头上练习。王老师逐一察看，发现了很多问题。他让大家安静下来，对需要注意的问题又作讲解，然后说："好了，一个国家一个代表，在我头上扎，我感觉和纠正手法，你们再互相交流。"听老师这样说。我想，全班有 8 个国家的同学，都在老师头上扎，行吗？可老师镇静的坐着，同学们逐个轮换，每个同学一边扎，老师一边讲评、纠正手法。随着老师讲评，同学们的热情越来越高。下课后，我到办公室看望老师，王老师满脸通红。他说："这样直接感受，可以给学生纠正得准确些。我没关系，调调气就好了。"这件事给我留下了很深印象。

2016 年 7 月，学校按照国家"一带一路"和中医药事业发展要求，要加强在俄罗斯圣彼得堡中医中心的工作，王老师欣然服从学校决定，担任了圣彼得堡中医中心中医院中方院长。一年多来，圣彼得堡中医院不断传来令人欣喜的好消息。国务院刘延东副总理出席医院的挂牌仪式，圣彼得堡中医院受到俄方的广泛关注和欢迎。2016 年 12 月中旬，第二届上海合作组织、金砖国家传统医学大会在莫斯科举行。北京中医药大学圣彼得堡中医院是本次会议举办单位之一。俄传统医学专家联合会主席和杜马保健委员会副主席、本次大会主席弗拉基米尔·叶戈罗夫和北京中医药大学圣彼得堡中医院王朝阳院长、邓博主任在会上接受了新华社记者专访。他们介绍了医院开业 5 个月来治疗患者 2000 余人次，包括各种颈肩腰腿痛、IGA 肾病、特异性皮炎、重症肌无力、抑郁症、焦虑症、脑瘫、甲状腺功能亢进等 30 余种病症的显著疗效，为中医在俄推广做出了贡献。王朝阳院长在大会上被俄罗斯国家杜马传统医疗委员会主席授予荣誉勋章，以表彰其在俄罗斯推广传统医学的贡献。消息说：这一勋章被授予非俄罗斯人，在历史上是第一次，这不仅是王朝阳院长的个人荣誉，更代表俄罗斯医学界对中医的认可，对在"一带一路"国家推广中医具有重要意义。2017年6月27日新华社圣彼得堡消息，俄罗斯圣彼得堡国立儿科医科大学当日授予圣彼得堡中医院中方院长王朝阳荣誉教授证书，这是俄罗斯高等院校第一次为中医教授颁发证书。

最近，王朝阳教授回国，同时带回了他在工作之余，撰写的专著《中医气化结构理论——道·天地·阴阳》。王朝阳教授的这部专著，是国家社科基金特别委托项目《中医药与中华文明》系列丛书之一，《中华文明与中医气化结构理论》一书的重点内容。

习近平总书记指出：中医药学"是中国古代科学的瑰宝，也是打开中华文明宝库的钥匙"。总书记的这个科学论断，深刻揭示了中华文明和中医药学"天人相应"的深邃哲学基础。总书记在谈到中华文明、传统文化中，"已经成为中华民族的基因，植根在中国人内心，潜移默化影响着中国人的思想方式和行为方式"时，列举了20个例子，第一条是"民为邦本"，第二条就是"天人合一"；在谈到"中国优秀传统文化中蕴藏着解决当代人类面临的难题的重要启示"时，第一条就是"道法自然，天人合一"。

关于"天人合一"，我国学术界做过多方面的深入探讨。钱穆先生在晚年撰文说："我以为天人合一是中国文化的最高信仰，也是中国文化最有贡献的一种主张。""天人合一是中国文化对人类最大的贡献。"季羡林先生也曾撰文说："天人合一思想是东方思维的普遍而又基本的表达"，是"东方思维模式的具体体现"；"这个思想非常值得注意，非常值得研究，而且还非常值得发扬光大，它更关系到人类发展的前途"。

在中医药学的奠基之作《黄帝内经》中，明确提出："人与天地相参也，与日月相应也"（《灵枢·岁露》）；"与天地相参，与四时相副，人参天地"（《灵枢·刺节真邪》）。《黄帝内经》中这个人与天地相参、相应的观点，以及在这个观点基础上，形成的"形与神俱"、形神合一思想，构成了中医学的"整体观念"。这个观点、思想和特点，贯穿《黄帝内经》全书，贯穿中医药学整个学术体系，形成了中医药学鲜明的世界观、认识论、方法论，是中医药学坚实的哲学基础。

那么，天、人，形、神是怎样相应、相合的呢？《庄子·知北游》一言以蔽之："通天下一气耳。"王冲《论衡》则说："天地气合，万物自生。"

张载的《正蒙·太和篇》有话："太虚不能无气，气不能不聚而为万物，万物不能不散而为太虚。"《黄帝内经》同样做了概括："气始而生化，气散而有形，气布而蕃育，气终而象变，其致一也"（《素问·五常政大论》），"百病皆生于气"。在李经纬教授等主编的《中医大辞典》中，对"气"的介绍是："形成宇宙万物最根本的物质实体"，"气分阴阳，提示质与能的统一，以及万物由气所化的原理"，"反映于人，则生命的维持全赖于气，它是一切组织活动的营养所系"，"又是一切组织器官的功能活力"。《中医大辞典》还专列了"气"的词条，多达240个。在《黄帝内经》中，"全书162篇，有150篇论及气。所载各种气的名称有2997个，内容涵盖了天、地、阴阳、五行、脏腑经络、病因病机、诊法、治则治法、平人养生等各个方面"（程雅君《中医哲学史》）。可见，"气"是中医学术体系最重要的概念之一。

长期以来，哲学、史学、文献学、中医药学界许多专家、学者对"气""气化""气机""气化结构"，从不同角度做了多方面的研究。今天，王朝阳教授以习近平总书记关于中华文明和中医药学的论述为指导，在多年从事中医药学教学、研究和临床实践的基础上，撰写专著《中医气化结构理论——道·天地·阴阳》，当是较为系统、较为深刻地理解古人所阐述的思想内涵，为实现创造性转化、创新性发展，尽心努力的最新成果。

全书以"天人合一""天人相应"这个中华文明的核心思想为基点，明确提出并系统阐述了中医理论的主线——"道·天地·阴阳"；以《黄帝内经》《伤寒杂病论》等中医经典为依据，分析了中医就人的生命本质与大道之理、天地之气、阴阳更胜、五行变化的关系；通过对《易经》《道德经》等多部中华文明古代典籍的解读，进一步探讨和分析《黄帝内经》《伤寒杂病论》理论架构、理论思想，揭示了中医药学关于人的肉体组织和人的"精气神"在"道·天地·阴阳"中的状态和规律。而贯穿全书的则是中医药学的"气""气化"和"气化模式"。

"天人合一""天人相应"的核心思想与中医药学基本理论密切结合，对于开辟中医基础理论的新境界，无疑是有重要意义的。

例如：关于中华文明，书中写道："几千年前中国古人通过农耕劳作、建立天文历法，进而升华体悟到了万物为一、天地同构的宇宙和生命本然，并以之为基石建立了本于天地的辉煌的中华文明，并一直延续至今。""中华文明根植于自然天地万物为核心的思想之中，并在创建之初就坚决摒弃各种鬼神异论，客观实际、实事求是，虽历经波折，然根基坚如磐石，故能再现辉煌。"

关于中华文明、文化与中医药学，书中写道："中华文明源起于河洛与《易经》，其理一以贯之。以生命为研究对象的中医学作为中华文明的一个分支和延续，其理论的核心也是起源于其中、根植于其中。""中华文明乃天地之学，中医一以贯之。先天而后天地，然后阴阳二气周流，再于天地阴阳之中论理人形，然天统地、天统人，始终如一。""中国文化是天地文化，中医学是天地之学。中医的研究对象为生命，生命本于天，生命之终始、过程、变化皆根于天，中医理论是解释和说明人体生命状态下功能气化的根源、动力、变化特点以及生理、病理规律和治则、治法的理论体系。"还有，"因天之序，合道而行。脱离天人相应、天人合一的认知，就是脱离生命的本质；脱离道——天地阴阳主线的中医理论与临床，就是流散无穷。'知其要者，一言而终，不知其要，流散无穷'。"

关于中医与西医，书中写道："于病、于人、于己，客观实际、实事求是是唯一标准。中西医不过是人类认识疾病和健康过程中思维角度不同的产物，二者应统一在客观实际上而不是统一在各自的理论和技术手段上。客观实际是至高无上的，理论只是用来解释和认知客观实际的手段。理论是阶段性的，客观实际是永恒的。真理是人类永恒的追求，不论东方西方，不论中医西医，真理属于整个人类。"

关于人体的气化结构，书中说："从中医功能气化角度看，人体内存在着两类不同的气化结构：一类有形质有功能，有名有形；一类无形质而有功能，有名无形。前者以我们熟知的五脏六腑为代表（三焦等除外），后者为中医视角下独有的体系，包括如肾间动气、命门、三焦、经络、气街、相火等，为人生命状态下独有的功能气化结构，皆随生命的出现而有，随生命终结而消失。前一类构成以心（君主之官、五脏六腑之大主）为统的大心系统，后者构成以肾间动气为根、命门为脏、三焦为腑、气街为通道、经络为布散、标在胸中的小心系统，小心系统最后也并入大心系统，合入六节之太阳……两种气化结构皆本于天，应天之变动而流转，寰道而依乎天行。"

关于天地气化模式在人体气化结构中的体现，书中说："天、地、人，人和天地之气阴阳交错而生。人体气化结构和模式就是天人相应的体现和天地气交的结果，是天地与人同源、同构、互感的反应，在人体气化的各个结构中，有天地之位、天地之气和天地之性。""中医是以生命为研究对象、以功能气化为入手、以天地之位之性、阴阳气之性质和多少的不同进行命病、命位，中医视角下的人体是天地阴阳符号组成的人体，中医学就是天地阴阳符号之学，这才是真正的中医生理、病理学。"

王朝阳教授在书中，对中医学的许多概念，从气化的角度做了阐释；对《黄帝内经》《伤寒杂病论》《神农本草经》等中医经典的主线及相互关系，对涉及中医基础理论的若干问题谈了自己的理解和认识。这对探求真理、研究学问、繁荣学术无疑是有积极意义的。

王朝阳教授是北京中医药大学原针灸骨伤学院 89 级毕业生。从医从教20 多年以来，专注于专业，倾心于学问，钟情于临床。正如王教授在"自序"中所说：在做好教学、临床工作中，"白云先生""刘老渡舟、赵老绍琴、胡老希恕诸前辈"，"皆为楷模"；王教授的父亲王端义，师从著名中医学家程门雪先生，为上海中医药大学第二届毕业生。原北京针灸骨伤学院教授，中国中医科学院望京医院主任医师，神经内科、针灸科主任。中国中医药学会第二届理事会理事。王端义教授从事头皮针临床与教学多年，积累了丰富的临床经验。《头皮针治疗学》《头针运动疗法》在原来的国际标准基础上又有所改进和增益，特别是把头皮针疗法与运动针法相结合，形成了一套头皮针运动疗法，将头皮针治疗技术提高到了新水平。王教授说：父亲虽为国内著名头针专家，但一生淡泊名利，勤恳工作，为自己做人做事做学问树立了榜样。

祝贺王朝阳教授专著出版，感谢王教授的尽心奉献。

岐伯医学思想研讨活动的时代意义①

(2014 年 8 月—2018 年 5 月)

近几年，在陕西宝鸡（岐山所在地）、甘肃庆阳（岐伯庙坛所在地）、四川盐亭（古岐舌国所在地）先后举办了多次祭奠中医先祖岐伯和岐伯医学思想研讨活动。我们中华民族素有祭拜先祖、传承先贤的优良传统。陕西黄陵、河南新郑，一年一度祭拜始祖黄帝大典，从未间断，成为海峡两岸、世界各地炎黄子孙共同关注的盛事。在中医药的振兴发展迎来天时地利人和的大好时机，我们继承先辈传统，立足实际，祭奠岐伯，深入开展岐伯医学思想研讨活动，这是很有意义的。

第一，岐伯是我国古代中医药学的重要奠基人，是最有代表性的中医先祖之一。我们举办祭奠活动，深入研讨岐伯医学思想，正当其要。

在中华文明古代典籍中，从《史记》到《资治通鉴》，从《帝王世纪》到《路史》，还有《古今图书集成》《四库全书》等等，凡涉及中医史学的内容，大都有对岐伯的记载和介绍。正如《帝王世纪》载："岐伯，黄帝臣也，帝使岐伯尝味草木，典治医病，经方《本草》、《素问》之书咸出焉。"中医药的奠基之作《黄帝内经》正是从历史到当代，公认的岐伯医学思想的结晶。

《黄帝内经》"素问"和"灵枢"共 162 篇，系统阐述了中医药学近千个问题。其中 127 篇及 860 多个问题都是岐伯阐述和回答的。分别占到《黄帝内经》全部内容的百分之八十以上，其他问题是黄帝的论述和黄帝与雷公、少师、鬼臾区、伯高、少俞的讨论。这些讨论都很重要，但足以看出岐伯医学思想的突出贡献。我们学习《黄帝内经》，领悟岐伯所阐述的思想，涵盖了中医药学基础理论的方方面面。所以，从古至今，"岐黄""岐黄之学""岐黄之道""岐黄之术"成为中医药学的代名词，是很有道理的。

仅以岐伯在回答黄帝提问中，所阐述的"人与天地相参"，"与日月相

---

① 本文节选自作者参加几次"岐伯医学思想研讨会"的思考和发言。

应"的命题为例。岐伯将"天人相应"的理念与人的生命、生活相结合，进一步提出："天至高，不可度；地至广，不可量"（《灵枢·经水》）；"夫人生于地，悬命于天，天地合气，命之曰人……天覆地载，万物悉备，莫贵于人"（《素问·宝命全形论》）；"人者，天地之镇也"（《灵枢·玉版》）等重要观点。这些观点，贯穿于中医药整个学术体系之中，成为几千年来人们科学认识生命，祛病卫生、健康养生的坚实基础。中医学对人生长壮老已生命全过程的分析，对人五脏六腑、四肢百骸、皮肉筋骨、气血津液、五官毛发、经脉腧穴全方位的分析，对人喜怒忧思悲恐惊"七情"的分析，对寒暑湿燥热风"六淫，及"德气生精、魂、魄、心、意、志、思、虑、智"等人的肉体和人的精神现象及相互关系的分析，对药性的升、降、沉、浮、疾病的"八纲辨证"的阐述，都体现了人与天地相参相应的基本思想。从而形成了科学系统的中医医道、医理、医方、医术、医药理论；形成了"天人相应""阴阳五行""辨证论治""整体观念"和"中、通、平、化"等中医学特征和原则；形成了中医学"上知天文、下知地理、中知人事"的基本要求，形成了中医学治国、治人、治病的综合功能。包括古人所讲的"静心""养性""修身""齐家"、"治国""平天下"，在岐伯的阐述中，都可以看到，几乎涵盖了中华文明和传统文化的方方面面。

《黄帝内经》的文化价值，举世公认。读经典，重临床，是中医药学传承发展的共识。《黄帝内经》问世至今已两三千年，历来被奉为中医经典中的圭臬、医宗和渊薮。历朝历代，无论是师徒传承、家族传承，还是自隋唐以来科举中的医学考试，出自《内经》的考题都占到一半以上，但凡有作为、有影响的医家，无不重视对《内经》的学习和研究。据专家考证，从南朝齐梁全元起首开对《内经》的校订、训解，到隋唐杨上善编撰《黄帝内经太素》，直到清道光年间的张琦撰《素问释义》，还有日本丹波元简等人的著作。《内经》的研究者有200家以上，著作400余部。《内经》的注释研究、考校编次、演绎发挥，成为中医药历史的重要组成部分。

2010年3月，《黄帝内经》成功入选《世界记忆名录》，"名录评审委员会"的各国专家一致认为："《黄帝内经》理所当然是一部珍贵的文献，列入《世界记忆名录》是完全值得的。"新中国成立以来，《黄帝内经》的英译本问世。现在，至少有3种版本在欧美和其他国家发行。近几年，来华学习中医药的外国留学生越来越多，很多都把《黄帝内经》作为主要的学习内容。

这是《黄帝内经》的影响，是对《黄帝内经》重视。当然，也是歧伯医学思想的影响，是对歧伯医学思想的重视。

我们以纪念歧伯和研讨歧伯医学思想为主题，既体现了中医药学的源头和基础，又体现了中华文明、文化和中医药学的核心与灵魂。所以，正当其要。

第二，党和国家对中医药认识的重大飞跃，迎来了中医药振兴发展天时地利人和的大好时机，我们深入研讨歧伯医学思想，正当其时。

中医药是中华民族的伟大创造，是中华民族对人类的伟大贡献。对中医药学的认识，我们的古人是十分明确的。早在西周就提出了"上医医国、中医医人，乃医官也"；到汉代，产生了班固编撰的我国最早的目录学文献——《汉书·艺文志》。其中，将医学作为"方技"与"六艺"、"诸子""诗赋""兵书""数术"并列为"一路"，这充分反映了当时古人对医学的重视，在中华文明、人类文明史上是难能可贵的。

由于古人对中医药的高度重视，在中华民族"古代强国"数千年历史上，无论是大一统的秦汉隋唐、宋元明清，还是两晋三国，五代十国，无论是汉族还是少数民族，中医药都居于重要地位，都为中华民族的繁衍生息、健康发展发挥了重要作用。

到近代，由于封建王朝日益衰落，帝国主义屡屡入侵，我们的人民被称为"东亚病夫"，我们的民族"到了最危险的时候"。与此同时，中医药丢失了主导地位，先后发生了"漏列中医案""废止中医案"，"废止中医"，形成了延续百余年的思潮。历史说明，中医药的命运与中华民族的命运密切相联。

新中国成立后，伴随着中华民族翻身得解放，推翻三座大山站起来，毛主席鲜明的把中医药称作一个"伟大宝库"，是中华民族对是世界的"一个大贡献"。党和国家作出了一系列扶持发展中医药的决策，有力遏制了"废止中医"的思潮，中医药走上了健康发展的道路。

2010年6月和党的十八大以来，习近平总书记就中医药学和中医药事业发表了一系列重要论述。主要有三个方面。一是2010年6月，总书记在澳大利亚出席墨尔本中医孔子学院挂牌仪式时的讲话；二是2015年12月，总书记在致中国中医科学院成立60周年的贺信；三是在治国理政、内政外交实践中，先后50多次对中医药学和中医药事业作出指示。总书记反复强调：中医药"是中国古代科学的瑰宝，也是打开中华文明宝库的钥匙"，"中医药学凝聚着深邃的哲学智慧和中华民族几千年的健康养生理念及其实践经验"，深入研究和科学总结中医药学对丰富世界医学事业、推进生命科学研究具有积极意义"。总书记特别指出："当前，中医药振兴发展迎来天时、地利、人和的大好时机。"对广大中医药工作者寄予殷切希望，对中医药的振兴发展指出了明确方向。

以毛主席和习总书记的重要论述为代表，实现了我们党和国家对中医药的认识，从古人的"方技"到"伟大宝库"科学"瑰宝"文明"结晶""钥匙"的重大飞跃。这个飞跃，全面提升了中医药学的历史定位，深刻揭示了中医药学与中国古代科学和中华文明密切关系，明确阐述了中医药学蕴含的深邃哲学智慧和几千年健康养生实践经验，开辟了认识中医药学的新境界，迎来了中医药振兴发展天时地利人和的大好时机，为中医药学的振兴发展指出了明确方向。

我们的活动和研讨，正是对这个大好时机的清醒认识、准确把握，对增强中医药学的民族自信、文化自信，对把中医药学这个祖先留给我们的宝贵财富继承好、利用好，发展好，实现中医药的振兴发展有重要意义，所以，正当其时。

第三，建设健康中国，把人民健康放在优先发展的战略地位，我们深入研讨岐伯医学思想，发挥中医药学的优势，正当其位。

在党的十八大、十九大闭幕时，习近平总书记曾两次强调了同样一句话："人民对美好生活的向往就是我们的奋斗目标""永远把人民对美好生活的向往作为我们党的奋斗目标"。在中华文明典籍中，表达我们中华民族向往的美好生活，最典型又延续至今的，就是老百姓耳熟能详的"五福临门"。"五福"即是春秋战国时的《尚书》提出的："福、寿、康宁、修好德、考终命"。仔细推敲，"五福"，条条突出的，都是人的生命和健康。

2016年，党和国家召开了第一次全国卫生与健康大会，总书记明确提出："没有全民健康，就没有全面小康。"提出"加快推进健康中国建设，为实现'两个一百年'奋斗目标、实现中华民族伟大复兴的中国梦打下坚实健康基础。"强调"要把人民健康放在优先发展的战略地位。"

中医药学在建设"健康中国""为人民群众提供全方位全周期的健康服

务"中，有鲜明的独特的优势。在《黄帝内经》中，黄帝已明确提出了对岐伯阐述的道理，"可传于后世，必明为之法，令终而不灭，久而不绝，易用难忘，为之经纪"；唐·孙思邈在撰著《备急千金要方》《千金翼方》时，也殷切期望对中医药学"欲使家家自学，人人自晓""永为家训"。

今天，总书记对中医药的系列论述，党和国家对中医药的高度重视，为我们指出了明确方向。黄帝、岐伯和诸多中医药先祖生活、活动的地区，都具有历史悠久、文化和中医药优良传统底蕴深厚的优势。在实现"两个一百年"奋斗目标的历史进程中，只要我们立足实际，深入研究、科学总结，努力实现创造性转化创新性发展，就一定能为中医学的振兴发展，为建设"健康中国"，实现人民对美好生活的向往创造新经验，做出新贡献。

使命与责任
——与新入职的青年老师说说心里话

（2016 年 7 月 21 日）

人们常说，人类社会有两种职业是永恒的，一个是医生，治病救人；一个是教师，教书育人。医学院校的老师们，将这两个永恒的职业融于一身，作为自己生活、生命的重要组成部分，这是一种见识，一种能力，一种品格，更是一种使命和责任。

主要汇报三个问题。一是时代的使命和责任——中华文明奏响时代黄钟大吕。二是历史的使命和责任——中医药学是中国古代科学的瑰宝，是打开中华文明宝库的钥匙。三是人生的使命和责任——记住三句话。

一、时代的使命和责任——中华文明奏响时代黄钟大吕

我们先回顾一下党的十八大之后，习近平总书记多次讲过的两段话。一段是 2012 年 11 月 29 日，在和十八届中央政治局常委集体观看《复兴之路》展览时的讲话。总书记说实现中华民族伟大复兴，是近代以来中华民族最伟大的梦想。现在，我们比历史上任何时候都更接近中华民族伟大复兴的目标，比历史上任何时候都更有信心、有能力实现这个目标。另一段是 2014 年 10 月 15 日，在文艺工作座谈会上的讲话，总书记说，文化是民族生存和发展的重要力量，人类社会每一次跃进，人类文明每一次升华，无不伴随着文化的历史性进步。这两段话，明确说明了两个意思：一是实现中华民族伟大复兴的百年梦想，是我们今天时代的鲜明特征；二是人类社会的大发展，总是伴随着文明升华和文化的历史性进步。这两点，对认识我们今天的时代和责任，很有意义。

早在公元前 700 多年到前 200 多年的春秋战国时期，中华文明在思想文化领域，出现了儒家、法家、道家、墨家，还有医家等各个思想流派。这些流派相互切磋、相互激荡，对提升和丰富当时中国人的精神世界发挥了重要作用，在今天仍然有重要意义。这是中华文明百家争鸣的文化大观，也是中华文明的第一个高峰。

从文化的角度看，中华文明大体经历了先秦诸子百家争鸣、两汉经学兴盛、魏晋南北朝玄学流行、隋唐儒释道并立、宋明理学发展等几个历史时期，一脉相承。从历史的角度看，这些思想中的优秀成分对中华文明的形成及延续发展，对形成和维护中国团结统一的政治局面，对形成和巩固中国多民族大家庭，对形成和丰富中华民族精神，对激励中华儿女维护民族独立、反抗外来侵略，对推动中国社会发展进步、促进中国社会利益和社会关系平衡，都发挥了十分重要的作用。所以，习近平总书记有一个很重要的判断："中华民族有5000多年的文明史，近代以前中国一直是世界强国之一。"

大家知道，近代到中华人民共和国成立前，中华民族遭受"三座大山"压迫，沦为半封建半殖民地社会。以孙中山先生为代表的旧民主主义革命，继承了中华文明的"天下大同"和"民本"思想，推翻了封建王朝；以毛主席为代表的中国共产党人把马克思主义与中国实际相结合，推翻了"三座大山"，实现了民族解放，成立了中华人民共和国。半个多世纪以来，历经社会主义建设和改革开放，到党的十八大，把实现民族伟大复兴，作为举国一心的中国梦鲜明地提到全党和全国人民面前。同时，以习近平总书记的系列讲话和国务活动为代表，讲中华文明、讲传统文化，又一次奏响了时代的黄钟大吕。我举几个例子：

第一个例子是2013年12月30日，中央政治局以"提高国家文化软实力"为题组织第十二次集体学习，习近平总书记总结时首次提出："提高国家文化软实力，要努力展示中华文化独特魅力。在5000多年文明发展进程中，中华民族创造了博大精深的灿烂文化。要使中华民族最基本的文化基因与当代文化相适应、与现代社会相协调，以人们喜闻乐见、具有广泛参与性的方式推广开来，把跨越时空、超越国度、富有永恒魅力、具有当代价值的文化精神弘扬起来，把继承传统优秀文化又弘扬时代精神、立足本国又面向世界的当代中国文化创新成果传播出去。"在这里，总书记首次提出了"中华民族最基本的文化基因"，首次提出了"跨越时空、超越国度、富有永恒魅力、具有当代价值的文化精神"。这里所说的"基因"和文化精神的四个定语，都有很深的含义。

第二个例子是2014年5月4日，习近平总书记出席北京大学纪念五四运动95周年活动，与师生座谈并讲话。深刻阐述了中华文明与时代精神、与实现民族复兴的百年梦想、与社会主义核心价值体系的密切关系。同时列举了 20 条中华文明丰富的思想和理念。比如，中华文明强调"民惟邦本""天人合一""和而不同"，强调"天行健，君子以自强不息""大道之行也，天下为公"；强调"天下兴亡，匹夫有责"，主张以德治国、以文化人；强调"君子喻于义""君子坦荡荡""君子义以为质"；强调"言必信，行必果""人而无信，不知其可也"；强调"德不孤，必有邻""仁者爱人""与人为善""己所不欲，勿施于人""出入相友，守望相助""老吾老以及人之老，幼吾幼以及人之幼""扶贫济困""不患寡而患不均"等。总书记说："像这样的思想和理念，不论过去还是现在，都有其鲜明的民族特色，都有其永不褪色的时代价值。这些思想和理念，既随着时间推移和时代变迁而不断与时俱进，又有其自身的连续性和稳定性。"这个例子说明，在中华文明宝库中，可资我们传承发扬的思想和理念是很丰富的。它与我们的人生、与我们倡导的社会主义核心价值观都有密切联系，都很重要。

第三个例子是习近平主席 2014 年 3 月 27 日，到访在巴黎的联合国科教文组织总部并发表演讲。面对 200 多个成员国家的代表，习近平主席以文明、文化为主题进行演讲，演讲内容立足 5000 年中华文明的悠久历史，面向今天的世界和时代，展示出了中华文明特有的沉稳与博大、深邃与智慧、平等与包容，赢得了全体出席人员的热烈欢迎和尊重。

第四个例子是 2014 年 9 月 24 日，习近平主席出席国际儒学联合会与联合国教科文组织、中国孔子基金会共同举办的纪念孔子诞辰 2565 周年国际学术研讨会并发表讲话。第一次明确阐述了儒学与世界和平与发展的关系；系统揭示了中国传统文化的思想文化核心形成和发展的过程，传统文化的特点和给予当今处理人类难题的启示；进一步阐述了对待不同国家的文明和文化应坚持的正确原则；明确说明了中华民族最基本的文化基因和马克思主义、中国特色社会主义对待传统文化的正确态度。对继承古人创造的历史知识，对总结今人创造的时代智慧和经验指出了明确方向，开辟了广阔前景。

十八大以来，在习近平总书记关于治国理政的一系列重要讲话中，关于文明和文化的内容很多，分量很重。这四个例子都是有代表性的。习近平总书记对文明、文化的重要论述，既说明了我们党和国家对于中华文明的深刻认识和高度重视，同时也说明了重视中华文明和传统文化是我们这个时代的重要特征，说明了文明和文化对我们的时代所具有的重要地位和作用。

那么，我们今天所处的时代，我们对于中华文明和传统文化的重视，与我们自己有什么关系呢？我们都知道，时代、文明、文化与每一个人都密切相关，但对这个关系的认识，有的是清醒的、自觉的，有的则是不清醒的、盲目的。各位老师都是学富五车、生机勃勃的年轻人，又处在人生的一个新起点上，我们选择的是老师这个职业，这就要求我们把自己的人生、把自己的职业、把自己今后的工作，以至把自己的家庭和生活，与我们的时代自觉地结合起来，把中华文明、传统文化和我们的专业、工作、岗位自觉地结合起来。只有做到了这个结合，我们思考我们的人生，思考我们的工作，就会有大格局；我们谋划我们的理想，谋划我们的未来，就会有大眼光；我们处理面临的问题，解决各种面临的困难，就会有大胸怀、大智慧。也就是说，在对道路、理想、信念这些重大问题的认识上，就会有坚定的立场；在世界观、人生观、价值观这些根本问题上，就会有正确标准。老师们在这方面都有自己的体会和经历，今天我同时把总书记的四篇讲话推荐给大家，可以不断学习、不断领会。我相信，大家都会在其中感受到很多启发。

二、历史的使命和责任——中医药学是中国古代科学的瑰宝，是打开中华文明宝库的钥匙

老师们都知道"中医药学是中国古代科学的瑰宝，是打开中华文明宝库的钥匙"，这两句话是 2010 年 6 月，习近平总书记任国家副主席时，在出席澳大利亚中医孔子学院揭牌仪式的讲话中提出来的。

2015 年 12 月 22 日，中国中医科学院召开成立 60 周年大会，习近平总书记致信祝贺，向长期奋战在中医药战线的同志们致以诚挚的问候。充分肯定了 60 年来，中国中医科学院开拓进取、砥砺前行，在科学研究、医疗服务、人才培养、国际交流等方面取得的丰硕成果。称赞以屠呦呦研究员为代表的一代代中医人才，辛勤耕耘，屡建功勋，为发展中医药事业、造福人类健康作出了重要贡献。又一次强调"中医药学是中国古代科学的瑰宝，也是打开中华文明宝库的钥匙"。并指出，当前，中医药振兴发展迎来天时、地利、人和的大好时机，希望广大中医药工作者增强民族自信，勇攀医学高峰，深入发掘中医药宝库中的精华，充分发挥中医药的独特优势，推进中医药现代化，推动中医药走向世界，切实把中医药这一祖先留给我们的宝贵财富继承好、发展好、利用好，在建设"健康中国"、实现中国梦的伟大征程中谱写新的篇章。

总书记的这两次讲话、贺信，对我们认识历史的责任使命非常重要。

大家是否还记得，七年前的这样一件事：2006 年 6 月 1 ~ 13 日，上海的一名教授先后在自己的博客上发表了《告别中医中药比破除迷信更容易》和《从中医中药成为国家非物质文化遗产说起》两篇文章，主张在国家医疗体制中取消中医中药。这两篇文章很快受到全国舆论反驳。10 月 7 日，作者又发表了《征集促使中医中药退出国家医疗体制签名公告》，发起签名活动。当时签名的据说有近百人。10 月 10 日，国家卫生部新闻发言人毛群安针对"签名活动"表示，坚决反对取消中医的言论和做法。

这件发生在我们记忆中的事很快就过去了。像这样的事情和观点，近代以来并不少见。这次出现的论调和做法，不过是近代史上"废医论"的余波而已。纵观中医药数千年的发展史，中医药的命运与中华民族的命运息息相通，从不平静。

在中华文明的第一个高潮，春秋战国时代，中医学产生了以扁鹊为代表的一大批"真正的医生"，实现了医和巫的分离，开创了中医药唯物主义的奠基阶段。从春秋战国到汉代《黄帝内经》的产生，再到清代温病学创立，中医药始终在不断丰富，不断创新，不间断的螺旋发展。而这两三千年，正是习近平总书记说的"近代以前，中国一直是世界强国之一"。到近代，我们国家衰落了，围绕中医药的地位和认识，出现了近百年"废医"与"护医"的斗争。

最典型的是三件事：

一是 1822 年，清道光帝下旨，在太医院废止针灸。到 1911 年清王朝灭亡，中医药丢失了几千年的官方地位。

二是 1913 年北洋政府公布的《奏定学堂章程》中，中医中药的内容只剩了一项，比例很小；紧接着第二年，北洋政府教育部以中西医难容为由，在医学教育内容中，完全把中医排斥在外，造成了著名的教育系统"漏列中医案"。

三是 1929 年，南京国民政府卫生部召开第一届中央卫生委员会，明确提出了"废止旧医案"。

围绕这些事件，中医界的抗争一直在继续。

这一段近百年"废医"和"护医"的斗争，是与我们民族衰落、国家衰落密切相关的。"废医论"的出现，从根本上说，是面对帝国主义武力侵略和文化侵略，北洋政府和民国政府中的一些人丧失了民族自信，丧失了中华文明、文化自信。这和中医西医同样作为人类文明的成果相互交流是两种性质的问题。

中华人民共和国成立，中国人民站起来了，中医药又出现了蓬勃发展、健康发展的良好态势。

人们都清楚记得，20世纪50年代，毛主席关于中医药学的题词："中国医药学是一个伟大的宝库，应当努力发掘，加以提高。"毛主席还多次说："我们中国如果说有东西贡献全世界，我看中医是一项。""对中医问题，不只是给几个人看好病的问题，而是文化遗产问题。要把中医提高到对全世界有贡献的问题。"毛主席还专门做过批示："中药应当很好地保护与发展，我国中药有几千年的历史，是祖国极宝贵的财富，如果任其衰落下去，那是我们的罪过。中医书籍应进行整理。应组织有学问的中医，有计划有重点的先将某些有用的，从古文译成现代文，时机成熟时应组织他们结合自己的经验编出一套系统的中医医书来。"毛主席还曾派汪东兴看望针灸专家并传达指示，针灸是中医里面的精华之精华，要好好地推广、研究，针灸将来的前途很广。又委托刘少奇召开会议，传达、研究落实他对中医药工作的指示：必须把中医重视起来。首先要弄清楚，这不仅是为了中国，同时是为了世界。中医问题，关系到几亿劳动人民防治疾病的问题，是关系到我们中华民族的尊严、独立和提高民族自信心的一部分工作。我们中国的医学，历史是最久的，有丰富的内容。中国古书上这样说："上医医国，中医医人，下医医病。"就是强调人的整体性，和巴甫洛夫学说是一致的。中医在几千年前就用了新的技术，如"体育""按摩"等。

以毛主席为代表的我们党和国家对中医药的重视是一贯的。1986年9月10日，北京中医药大学召开建校30周年纪念大会，时任国务院副总理的习仲勋专程出席祝贺并发表了重要讲话。

十八大之后，习近平总书记多次运用中医药基本理论，生动深刻地阐述了治国理政的重大问题。比如，就深化改革，总书记说："改革也要辨证施治，既要养血润燥、化瘀行血，又要固本培元、壮筋续骨，使各项改革发挥最大功能。"比如，就加强党的建设，纠正"四风"问题，总书记说："'四风'问题，实际上是党内存在的突出矛盾和问题的突出表证。""用中医的话来说，就是'肝风内动''血虚生风'。"并要求各级党组织采取有力措施，帮助有问题的党员、干部"找准'病症'，对症下药，该吃中药的吃中药，该吃西药的吃西药，或者中西医结合，该动手术的动手术，切实体现从严治党的要求。"

再比如，就经济工作，总书记在讲调整产业结构，化解产能过剩的问题时强调，现在不拿出壮士断腕的勇气，将来付出的代价必然更大。病入膏肓那还能怎么治啊？正所谓"在肓之上，膏之下，攻之不可，达之不及，药不至焉，不可为也"（《左传·晋成公十年》）。在讲推进城镇化，做好农业转移人口市民化时说，"要注意解决消化不良问题，消化胃里的积食，不要再大口进食，否则是要脘腹痞胀、宿食不化的"。针对一些地方城镇建设用地利用率低，很多都是大马路、大广场、大绿地、大园区，总书记指出："这不是强壮，而是虚胖，得了虚胖症，看着体积很大，实际上外强中干、真阳不足、脾气虚弱。"

2015 年 2 月 15 日，总书记在西安调研时，专门到居民小区考察社区医院，称赞社区医院开设的中医科、中药房很全面。现在发展中医药，很多患者喜欢看中医，因为副作用小，疗效好，中草药价格相对便宜。像我们自己也喜欢看中医。并且鼓励大家："只有普遍健康，才有全面小康"，好好为群众服务。

关于"中医等中国传统文化博大精深"；关于"要促进中西医结合及中医药在海外的发展，推动更多中国生产的医药产品进入国际市场"；关于加强在中医药领域的国际合作，利用传统医学资源为各相关国家人民健康服务等，总书记都有多次讲话。

自新中国成立以来，中医药成为国家医疗卫生体系的重要组成部分，中西医结合是我们医疗卫生事业的基本方针。全国县级以上地区都建立了中医院，少数民族地区建立了民族医院；改革开放以来，又逐步向社区和乡镇发展。建起了全国的中医药高等教育体系和科研机构。与经济社会发展同步，国家坚持制定并实施了中医药事业发展五年计划和长远规划。现在，全国人大正在讨论国务院提交的《中华人民共和国中医药法》。这些，在中医药几千年发展史上，都是没有过的。顺应人民群众对中医药的需求和期待，中医药事业不断取得新成果。屠呦呦教授主持的青蒿素研究和成果，获得诺贝尔生理学或医学奖，就是有力的说明。

确实，正如习近平总书记所说，现在，中医药正处在天时、地利、人和的大好时机。我们学校的发展可以说是中医药事业发展的缩影。各学院、老校区、新校区、各附属医院、学校领导班子、老师职工队伍和万余名同学，生机勃勃，朝气蓬勃，形势都很好。这是一个激励人心的好时机，这是一个大有作为的好时机，这也是一个充满责任和使命的大好时机。大家选择了中医药事业，选择了中医药高等教育，选择了北京中医药大学，选择了教师岗位，成为中医药战线和学校的一员，这就肩负起了中医药学传承、创新、发展的责任，肩负起了培养中医药接班人的责任。这既是个人的选择，也是历史的使命和责任，责任重大，使命光荣。

三、人生的使命和责任——不忘三句话

各位老师顺利完成学业，又选择了中医药事业，说明老师们对人生的思考是成熟的。纵观几千年我们民族的文明史，怎样做一个合格的教师，怎样做一个有历史担当的知识分子，怎样度过一个无愧于历史和时代的人生，有三句大家都很熟悉的话，我感到应该牢记心间、身体力行。

一句是《礼记·大学》中的核心思想："修身、齐家、治国、平天下。"

一句是唐代韩愈《师说》中所说的："师者，传道、授业、解惑也。"

一句是明代张载说的："为天地立心，为生民立命，为往圣继绝学，为万世开太平。"

第一句话，选自西汉戴圣编撰、集录的《礼记》。主要内容是以儒家思想解释、说明古代礼仪的文章选集。"静心、养性、修身、齐家、治国、平天下"，几乎涵盖了中华文明和传统文化关于个人修养、理家持家、为人处世的全部内容，也是封建社会历朝历代科举考试的基本内容。

关于第二句话，中华文明之所以几千年从未中断，传承是一个重要品格。而传承的关键在老师。韩愈所说的传道、授业、解惑，集中概括了老师的职业精神、职业道德、职业使命。

第三句话，张载观察了春秋到明将近两千年历史，以及各朝各代文人志士的精神世界，从朝廷到民间，从书房到田野，凡是在历史上站得住，对社会有贡献，为中华文明增光添彩的人和事，都有一个共同点，就是"为天地立心，为生民立命，为往圣继绝学，为万世开太平"。所以，长期以来，这四个"为"一直是我们民族有识之士、有为之士追求的目标。

各位老师都有深厚的知识功底，都有良好的文化修养，也都共同面临着履

行老师的责任，面临着静心、养性、修身、齐家和为国为民为天下的共同未来。总书记说，"文以载道，文以化人。当代中国是历史中国的延续和发展，当代中国思想文化也是中国传统思想文化的传承和升华"。我们学校的很多前辈，很多老师都是这样做的。大家记住这三句话，联系我们今天的实际，联系我们个人的实际，珍惜我们的时代，珍惜我们的事业，珍惜我们的岗位，珍惜我们的家庭和责任，认真做人，踏实做事，不忘初衷，不断前进，就一定会在今天的时代，像先辈们一样，创造优秀业绩，做出卓越贡献。

中医药信息交流的新机遇^①

（2015 年 8 月 1 日）

我汇报的主题是互联网时代的中医药信息交流。信息交流是中医药事业的本质要求，今天正面临着时代发展的机遇，社会生活的机遇和中医药事业自身发展的机遇。

一、信息交流是中医药事业的本质和历史发展的客观要求

长期以来，历史的发展，为人们提供了一个基本共识，即中医药是中华民族以天人相应为基础，以人的生命为主题，以维护人的健康为目的，具有治国治人治病的多重功能，而又不断创新、不断传承的生命科学。

这里，有三个概念很重要。一是"天人合一""天人相应"的基本理念，这是中华文明的重要基因。这个基因，客观地将中医药学的理论和实践，与中华文明的各个组成部分融为一体。二是人的生命，正如马克思所揭示的，有生命的个人存在是人类社会发展的"第一个前提"，"是第一个需要确定的事实"。由此我们看到，以人的生命为主题的中医药学与人类社会的关系须臾不可分离；同时也看到，中医药的命运与中华民族的命运息息相通。三是治国治人治病和健康，则是任何一个社会、任何一个人的基本需求。

正是基于中医药学的这个本质，所以《黄帝内经》提出了使人们"德全不危""皆年度百岁"的愿望；唐王冰、孙思邈先后提出了"日新其用，大济蒸人"，"开发蒙童，宣扬至理"，"家家自学，人人自晓"的要求；宋高保衡、林亿进一步表示，"以至精至微之道，传之以至下至浅之人，其不绝废，为己幸矣"。

由此说明，中医药的传承、中医药的信息交流，不仅必然存在于医生和患者之间，同时也存在于中医药学与全社会之间。这是中医药学的本质和社

---

① 节选自作者参加 2015 年 8 月参加中医药信息研究会研讨会时的发言。

会历史发展的客观要求决定的。

二、时代为中医药的信息交流提供了重大机遇

上面已经说到，中医药的命运与中华民族的命运息息相通。我们都知道，中国进入近代和现代，伴随着帝国主义入侵和封建制度的落后、灭亡，中华民族遭受了百余年的苦难。在这期间，中医药失去了在我国长期具有的官方地位；以北洋政府"漏列中医案"、南京国民政府"废止旧医案"为标志，出现了中医存废的百年之争，这场争论的余波，一直延续到 2006 年。

中华人民共和国成立后，毛主席严肃批评了把中医药排除在国家医疗卫生体制之外的意见，明确指出，中国人口众多，"首先要归功于中医"；"中医药是一个伟大的宝库，应当努力挖掘"；对中医的认识，不仅是看好多少病的问题，"而是对世界的贡献问题"。毛主席的这些论述，反映了历史的真实，也代表了民族心声。国家持续不断的坚持保护、扶持中医药，从根本上，中医药事业发展了，中医药的地位进一步巩固了。

近几年，在全面深化改革的时代大潮中，我们党和国家对中医药本质、内涵、意义、外延的揭示更加深刻。2010 年 6 月，习近平主席在澳大利亚皇家墨尔本理工大学中医孔子学院揭牌仪式就中药的讲话，揭示了中医药是中国古代科学的瑰宝，是打开中华文明宝库的钥匙，揭示了中医药深邃的哲学智慧和几千年健康养生的实践经验。意义很重大，思想很深刻。

同时，十八大之后，总书记在一系列治国理政的重大问题上，都运用中医的理念、思维，并做了深刻阐述。总书记还亲自出席了北京中医药大学与澳大利亚合作共建中医中心的签字仪式，热情鼓励办好中医中心，为世界和平、人类健康做贡献。在国内视察时，总书记历数中医药的优势，鼓励中医药进社区、进农村、进学校，为群众健康服务。

总书记关于中医药学的一系列论述，是对中国特色社会主义理论的创新和发展，是对中医药事业的高度重视、深切关怀，是时代对中医药信息交流的要求和期待。

三、社会生活方式的变化为中医药的信息交流提供了重大机遇

我们回顾历史，可以明显看到，在过去数千年中，中医药事业的发展与社会生活方式的变化密切相关。文字的发明，使我们的祖先积累的中医药知

识得以总结和传承；思维方式的变化使单味药物变成了复方、经方、验方，产生了方剂学和中药学；冶金术的发明，产生了铁针、银针和针灸铜人；造纸术和活字印刷，使中医药典籍的大规模校正和传播成为现实；西方医学的传入，细胞学、解剖学和多种检测手段，为中医的诊断治疗提供了新的参考等。

200 年前的蒸汽机技术和 100 年前的电力技术，深刻改变了农耕社会和手工业时代的面貌，是人类进入工业社会和电子时代的标志。但是很可惜，由于帝国主义入侵，由于封建统治者的落伍和保守，面对新技术带来的新变化，近代中国的统治者们无动于衷，束手无策。中医身在其中，发展遭受了险被取缔、不断弱化的限制。

今天，时代不同了，党和国家紧紧抓住了互联网的时代脉搏，为历经数千年的中医药事业提供了新的发展机遇和广阔平台。

2014 年 11 月 20 日，以"互联互通、共享共治"为主题的首届世界互联网大会在浙江嘉兴乌镇举办，李克强总理在杭州会见出席首届世界互联网大会的中外代表并同他们座谈。座谈会上，总理畅谈了中国互联网的过去、现在与未来，纵论世界互联网领域的交流与合作，同与会者分享了他眼中的"互联网"。总理说，互联网是人类最伟大的发明之一，改变了人类世界的空间轴、时间轴和思想维度，世界因为互联网变"小"了，也因为互联网变"大"了。参加这次会议的各国代表，都对互联网，这个基于通信设备和线路，将全世界不同地理位置、功能相对独立、数以千万计的计算机系统相互连接起来，以实现网络资源共享和信息交换的数据通信网，表现出了极大的热情。互联网给人类经济发展以及社会生活带来的巨大变化有目共睹，以至不少代表使用"风暴""颠覆"来描述这种变化的彻底性。

在我国，互联网经历了 20 世纪 80 年代中期到 90 年代初期的研究试验阶段，90 年代中期的起步阶段，以及 90 年代末期至今的快速增长阶段。到今年 6 月，我国互联网普及率已达 48.8%，有 6.6 亿网民，近 13 亿手机用户，我们的网络购物用户规模高达 3.74 亿，互联网上市企业市值突破 3.95 万亿人民币，阿里巴巴、腾讯、百度、京东 4 家企业进入全球互联网公司十强。我国已经成为全球网民数量最多的国家，全球最大的电子信息产品生产基地，全球最具成长性的信息消费市场。同时，我国互联网服务能力和服务水平在全球也是领先的，无论是技术上支撑用户，还是为用户提供商业模式，都拥有较强的创新实力。物联网、大数据、云计算、电子商务、电子政务、智慧城市等的快速发展，都在告诉我们，互联网正在深刻参与并改变着我们的生活。人们的信息获取和传播，社交方式与范围，思维方式、生产方式及与世界的沟通，目力所及，人们的生活正在越来越多、越来越快的互联网化，所谓"互联网＋"的互联网思维，已经开始。

"互联网＋"的互联网思维，与中医药的"天人相应""整体观念"和"辨证思维"，在多方面是一致的、有益的。互联网和互联网思维，必然为中医药的创新发展，开辟广阔天地，提供重要机遇。

四、中医药的特点和发展为中医药的信息交流提供了坚实基础

一是中医药是中华民族的原创，历史悠久、博大精深，典籍浩繁，经验极为丰富。在这个基础上，我们发出的任何科学严谨的中医药信息，在世界范围内，都是最权威的。

二是中华人民共和国成立以来，我们培养了大批医德高尚、医术精湛的各类中医药人才和网络人才。以这些专家、教授为代表，运用以互联网为代表的新媒体，广泛传播中医药知识，为广大群众服务，已经积累了丰富素材和经验。

三是我国人口众多，地区差异明显，中医药在不同地区对不同病证的临床实践，和包括防治重大疫情在内的成功经验，为互联网的信息交流，提供了取之不尽的丰富源泉，也为中医药自身的发展提供了有利条件。

四是医患双方的共同需求是希望享有最优秀的医疗资源，占有最全面的病证表现。互联网的合理运用，可以实现双方的需求。

五是中医药以人的生命为主题，这个主题本身就说明了中医药具有超越时空，跨越国度，富有永恒魅力，又具有时代价值的客观特点。中医药的这种内涵必然会以仁爱之心包容世界，以精湛医术造福人类。

总之，信息交流是由中医药和中医药事业的本质决定的。时代为中医药的信息交流提供了强大支撑和良好机遇，社会生活的新发展，特别是互联网的广泛应用和强大贯通力，为中医药的信息交流开辟了广阔天地，提供了前所未有的大好机遇。中医药事业的新发展，中医药事业所取得的丰硕成果为

互联网＋中医药的现代思维提供了有力支撑。我们相信，以实践、传承、创新、包容为显著品格的中医药，面对新时代，面对新生活，面对人民群众的广泛需求，一定能获得新的、更大的发展，一定会为民族、为人类做出新的、更大的贡献。

对 800 年少林药局的感悟^①

（2017 年 5 月 29 日）

举办少林药局创建 800 周年纪念活动，既有深远的历史意义，又有重要的时代意义。我简要谈三点认识。

一、少林医药、少林药局在中华文明交流互鉴、不断发展中的见证和意义

距今一千五六百年前，对少林寺、少林武术、少林医药是一个很重要的时期。公元 495 年和 527 年，印度高僧跋陀和达摩先后来到嵩山，在当时朝廷和当地群众支持下创建了少林寺，奠定了少林武术、少林医术发展的基础。那时，虽然正值魏晋南北朝的纷争和战乱，但却正是我国东西南北文化的大交流、大融合的时期。

在之前，秦朝已有印度僧人利房等十八人来到咸阳交流。到东、西两汉，在开辟丝绸之路过程中，先有张骞两次出使西域，每次都有随行使者访求佛法，并请回印度高僧及经书、佛像，创建了我国第一个佛教寺院——白马寺。后有班超出使西域，他多方面借鉴和吸取佛教智慧，正确处理了东汉与西域三十六国的关系。

少林寺具有禅、武、医兼通的特色和传统。唐初，因少林武僧在灭隋兴唐中的贡献，少林寺受到惠赐，拥有五百多名武艺高强的精兵。大唐盛世，开创了少林武术、少林伤科的新时期。

期间，玄奘西行取经，历经近 20 年，行程 5 万里，带回佛经 520 箧，657 部。又历经近 20 年翻译、传播，为中华文明宝库增添了新的宝贵财富。

历史发展到今天，我们党和政府一直重视制定和实行正确的宗教政策。特别是党的十八大以来，习近平主席多次提出，要把中华文明、文化中"超越时空、跨越国度、富有永恒魅力，具有当代价值的文化精神弘扬起来，实

---

① 节选自作者参加 2017 年 5 月少林药局创建 800 周年纪念活动时的发言。

现创造性转化、创新型发展"。提出了文明是多彩的、平等的、包容的，"文明的交流互鉴是推动人类文明发展进步的强大动力"等重要论断。

同时，习主席还在纪念孔子诞辰 2565 周年大会上，深刻论述了正确对待不同文明，正确对待传统文化和现实文化，应该注重坚持的四条原则。第一，维护世界文明的多样性。第二，尊重各国各民族的文明。第三，正确进行文明的学习借鉴。第四，科学对待文明文化传统。这四条原则，为文明的交流互鉴指出了明确方向。

习主席在对中华文明、文化的一系列论述中，提到了佛教传入中国的历史，佛教与中国儒家文化和道家文化的融合发展；认为具有中国特色的佛教文化，给中国人的宗教信仰、哲学观念、文学艺术、礼仪习俗等留下了深刻影响；明确阐述佛教从中国再向外的传播及其意义。

我们领会习近平主席关于中华文明和佛教与儒家文化、道家文化的论述，可以深深感受到，这是习主席立足 5000 年中华文明、文化的深厚传统，着眼于中华民族的伟大复兴和开辟新的"一带一路"、构建人类命运共同体的时代要求，所揭示的历史真实，所总结的历史经验。

我们回顾少林寺、少林医药的历史，也深深感受到，少林寺的创建、少林医药的产生和发展，与佛教传入中国一样，不仅历史悠久，而且与中华文明的交流互鉴、不断发展密不可分。这既是中华文明历史发展的一个真切见证，又具有鲜明的时代意义。

二、少林医药、少林药局是佛学和佛医宝库中的瑰宝

少林医药和少林药局是在僧人们习武、养性、修身、康复的实践中产生、创立和发展起来的。少林医药和少林药局以悲天悯人、精益求精、强身健体为宗旨。这些都生动、具体地体现了佛学、佛医的主题——关注人生、关爱生命、维护人的生命健康。

佛学的佛理、佛法，佛学"身、口、意"的修为，以及各具特色的佛事活动等，都体现了关注生命、关爱生命、关怀人的生命这样一个根本主题。

佛学的药师法门，"药师佛""药师经"、大小"五明"等，深受众生信仰和敬重；丰富、博大的佛医理、法、方、药也是人类生命科学的重要组成部分。

少林医药、少林药局，在佛教的药师法门中是很典型、很有代表性的。

它以 1600 多年前的《诸导气诀》《易筋经》《洗髓经》传世，以禅、医、武相结合闻名。先有跋陀、达摩和昙宗、志操、惠易等十三名僧；自宋至清，有福居、智广、智正、智淳、字宽、湛举、湛化、南洲、本园、了然、毛公、太双、梅亭等；到清末民国期间，又有淳济、寝勤、贞俊、贞绪、恒林、妙月等。一千五六百年来，见诸记载的著名僧医有二百多人。传承至今，以少林寺冠名的医著有数百部。今天，历经民族解放、改革开放，少林医药和少林药局进入了历史最好时期。

像少林医药、少林药局这样，源远流长、历史悠久，博大精深、体系完整，以寺行医、传承不断的体系，在佛学药师道场中是唯一的。

像少林医药这样深刻认识人的生命，精于人体经筋百穴、娴熟人体骨骼肌腱、深悟人体气血流注，又密切结合人的习武、修身、养性，准确诊断治疗的体系，在佛医领域是不多的。

像少林医药、少林药局这样，"时节州土无不适其当，炮炙生熟无不极其性，德与侠固亦尽其技"，以精于急救、止血、跌打损伤、药酒、膏药、接骨、练功等丸、散、药、液，外搽内服、精细调养，推拿按摩，杂合以治，僧、俗、贫、富，普同一等的体系，在佛医领域也是少有的。

少林医药、少林药局将佛学的主题与对众生的关爱，将佛学的慈悲与对疾患的祛除，将佛学的普度与对患者的康复密切联系在一起，千年不弃，救人无数，其功德善行，精细智慧，称之为佛学的瑰宝和钥匙实不为过。

三、少林医药、少林药局在中医学体系中的重要地位和作用

在数千年历史进程中，中医药学与佛医、道医和多种民族医学，形成了共同的生命观、健康观、疾病观、防治观，为中华民族和人类的繁衍生息、健康发展做出了巨大贡献。同时，又形成了各自的特色。少林医学、少林药局就是其中的典型代表。主要表现在以下几个方面：

第一，禅、医、武结合，特色鲜明。少林医药、少林药局以禅定为基础，以伤科为主线，主要运用气化、导引、点摩、药物干预等多种手段对人体的身心健康和各种疾病进行综合治疗、全面调养，涉及中医药学的藏象学说、经络腧穴学说、针灸推拿学说、气血运行学说、中药学说等丰富内容。特别是禅、医、武相结合，融修身养性、习武健身、祛除伤病为一体，生动

系统地展示了佛医、武术和气功导引的特点和优势。

第二，八病因明确，注重精神。中医药学把"天人合一""整体观念"看作病因病机学说的基点。在对"六淫""七情"深刻认识的基础上，提出了致病的内因、外因和不内外因。少林医药、少林药局则在佛医对疾病的认识基础上，将疾病分为生、老、病、死、爱别离、怨憎会、求不得、五蕴炽盛八类。明确生病的原因在于人们内心的无明所导致的贪、嗔、痴、慢、疑等心理障碍，维护健康、治疗疾病都十分重视破除内心的无明，改变贪、嗔、痴、慢、疑等心理习惯。这就把深入认识人的精神现象，重视心理健康提升到了十分重要的地位，真切、生动、具体地说明了《黄帝内经》"正气内存，邪不可干"，"精神内守，病安从来"的道理。

第三，辨证用药，疗效显著。辨证论治是中医诊断治疗的重要原则。少林医药、少林药局立足伤科特点，针对骨折、筋伤、脱臼、内伤和各种杂病，积累了《跌损妙方》《跌打损伤秘方》《伤科秘方》《跌打损伤全方》等多部著作。系统总结了少林点穴法，以点摸、点打、点揉、点划等手法实施补、泻、温、清四法，屡获奇效。

少林药局精工细作的药物素以功力效验著称。"少林活血丹"用药17味，做工虽繁，药力明显。用于治疗拳、棍、锤、棒等一切武伤所致的红肿、疼痛，金疮出血，闪腰岔气，血瘀作痛，无不效验。"少林佛手昆布胶囊"被称为治疗晚期恶疮（肿瘤）的"神药"，活血化瘀，清热解毒，软坚散结，益气健脾，滋阴润燥，对改善患者的神疲乏力、吞咽困难、疼痛、失眠、恶心呕吐、胸水腹水、体重减轻等症状疗效显著。还有"少林活络膏"、艾草系列、"少林十三味"等，都是医中珍品，祛疾妙药。

第四，禅医养生，注重治未病。中医药学古有"上工治未病"之说。少林寺的武术特色，久以"习武健身、内守祛疾"为目的，将佛祖"塑金刚身、修清净心"的遗愿展现得淋漓尽致。少林寺历代高僧深悟疏通经络、流通气血对生命的重要作用，在艰苦探索，长期积累的基础上，形成了多种养生功法。少林养生功、十二式少林易筋洗髓内功等都是典型代表。少林禅医功夫研究院研究总结的少林养生方便法门有香修、华修、书修、乐修、功修、茶修、食修，再加上传统食疗、功疗、禅疗，形成了少林药局的"三疗七修"，为少林养生功开拓了宽广渠道。而少林高僧常常教导的"喜乐，向善，才是最好的心药"，则道出了少林养生的关键。

以上四点都说明了少林医药、少林药局在中医学体系中的重要地位和作用。

今天，少林医药、少林药局和佛医，以其悠久的历史、丰厚的积累，卓越的疗效和贡献，与中医、道医和各个民族医学一样，正面临着"天时、地利、人和的大好时机"。在学习、保护、不断传承的基础上，实现"创造性转化、创新性发展"，对护国利民、实现民族复兴的中国梦；对普度众生、构建人类命运共同体，必然具有重要的时代意义。

从《黄帝内经》看气功
——在中医气功高峰论坛上的致辞①

（2017 年 12 月 1 日）

在全党全国深入学习贯彻党的十九大精神热潮中，中国医学气功协会举办中医气功高峰论坛，很有意义。

党的十九大明确指出，我们党和国家的事业进入了新时代、新的历史方位；这也是中医药事业的新时代，新的历史方位。习近平总书记指出，中医药的创新发展面临着天时、地利、人和的大好时机，这也是中医气功创新发展面临的天时、地利、人和的大好时机。

"气"，是中医药学中最重要的概念之一。得气则生，气绝则亡。《黄帝内经》全书 162 篇，有 150 篇论及"气"，全书所载气的名称有 2997 个，平均每 100 个字就有一个"气"的概念。每个概念各有明确内涵，分别涵盖了中医药学的阴阳五行、脏腑经络、病因病机、诊法、治则治法、养生等各个方面。

"天人相应""心神合一"是中医药学的基本原理。那么，天与人、心与神是怎样相应、相合的呢？正如《黄帝内经》所说："皆通于一气耳。"也就是说，"天人相应""心神相通"，是以"气"为纽带，以"气"贯通的。

和顺阴阳之气，调畅人体之气，颐养真气元气，内守正气神气，是中医药学健康养生和所有治疗方法的主要内容之一。气功，通过激发人的生命活力，调息、守意、养气、运气，以达到疏通经络、调和气血、强身健体、防病治病的目的，无疑是有重要作用的。

与气功密切相关的导引、按跷，早在春秋战国时期，就是中医药学的重要内容。《黄帝内经》明确将"导引按跷"作为五行中央之位的重要内容："中央者……其病多痿厥寒热。其治宜导引按跷，故导引按跷者，亦从中央

---

① 节选自作者参加 2017 年 12 月由中国医学气功协会举办的中医气功高峰论坛时的致辞。

出也。"长沙马王堆汉墓出土了绘有 40 多幅导引姿态的导引图；隋·巢元方《诸病源候论》中有 260 多条导引法；还有唐孙思邈的《备急千金要方》，明代医家、养生学家冷谦的养生保健专著《修龄要旨》，都有气功导引的丰富内容。孙思邈和冷谦二位先祖，身体力行，至今也是健康高寿的榜样。这些都体现了导引、气功的悠久历史、丰富内涵和重要作用。

　　长期以来，气功界的老师、朋友和同志们，为祖国气功事业传承发展，为人民群众身心健康，付出了大量心血，积累了丰富经验，做出了许多贡献。我们学校十分重视气功的传承、教学和研究，取得了多项可喜成果。我们的校外气功辅导老师、南少林气功一指禅传人高从文师傅，是我和学校不少同学的老师，和气功界的许多老师一样，具有高尚的精神、优秀的品德，确实值得衷心敬重、好好学习。

　　习近平总书记说：中医药学是中国古代科学的瑰宝。气功当然也是中医药学的瑰宝。今天，在新时代、新的历史方位，卫生事业、中医药学承担着为建设社会主义强国打好健康基础的时代责任。在这个历史进程中，中医气功不能缺位，中医气功大有可为。

　　我想，这就是我们这次中医气功高峰论坛的意义所在。

初见中医药学与美术①

——在学校《岐黄密码》壁画揭幕仪式上的致辞

（2017 年 12 月 13 日）

今天，学校和针灸学院举行"国家一级美术师杨志凌先生原创巨幅水彩壁画《岐黄密码》揭幕仪式"，很有意义。我和大家一起品读、学习杨先生的《岐黄密码》，很受启迪、很受教育。深深感到，这是学校、学院，特别是杨志凌先生对中医药学和中华文明、文化的深刻感悟，是在今天的新时代，对中医药学和美术创造性转化、创新性发展的一个生动成果。

在中华文明 5000 年历史长河中，中医药学起源于人的生命所需要的"神农尝百草"，而我们记述人的生命活动、生命智慧的象形文字，也正是从绘画开始的。这说明，中医药学和绘画从文明的起源开始，就密切相关。

在绘画和美术史上，壁画的发展远在史前的石器时代。杨志凌先生的家乡，内蒙古阴山岩画就是最早的壁画之一；魏晋时期的墓葬壁画，秦汉时期的宫殿壁画，还有敦煌石窟和许许多多古代建筑壁画，直到当代，由杨志凌先生主持绘制的人民大会堂内蒙古厅的赛马图，壁画几乎无处不有。其他山水画、花鸟画、人物画等等，内容十分丰富的美术作品，也都从不同侧面表现了人们对自然、对生命、对人生的感悟和向往。

在中医药历史上，最早的图画是黄帝采药图；之后有《庄子》和华佗的"五禽戏"及后人绘制的"五禽戏"练法图；到唐代，创制了针灸三人图；唐本草开创了中药药典图文并茂的先例；宋代的清明上河图，则绘有药铺和诊病等医事活动。内涵丰富、影响较大的是中国医史博物馆《文物选粹》收录及北京白云观收藏的《内经图》，此图集图像、诗歌和隐喻为一体，是一幅较为全面的人体脏腑经络解剖图。

我列举以上事实，是想说明三个问题：一是杨志凌先生的巨幅壁画《岐黄密码》生动说明，中医药学作为中国古代科学的瑰宝，中国图画美术作为中国文化的瑰宝，都与中华文明的各个分支密切相关。中医药学为中华文明

---

① 本文节选自作者参加几次"岐伯医学思想研讨会"的思考和发言。

的繁荣创新提供了丰厚基础；中华文明的繁荣创新为中医药学的创新发展开辟了广阔天地。

二是杨志凌先生的巨幅壁画《岐黄密码》，是图画美术题材中，以生命为中心的扛鼎之作。作品对中医药学深邃的哲学智慧、博大的思想内涵，怡通天地的强大生命力的展示，以日月天地、五色五行、自然万物为基础，集天、地、人，易、医、文为一体，形成了天人相参、相应，阴阳刚柔、幽显寒暑、品物生化的浓厚氛围。这在中医药史和中华美术史上，其规模、内涵和技法都是创新的。

三是杨志凌先生的巨幅壁画《岐黄密码》，与我们学校新校区的"五老上书"群塑、孙思邈"大医精诚"陶瓶等文化作品，与老师们的高尚精神、学子们的勤奋品质一起，在习近平新时代中国特色社会主义思想指引下，必然凝聚成学校创新发展的内在动力、时代精神，必然凸显中医药学特有的杰出功能、文化品位，必然对今人以鼓励，对后人以启迪。

国学与时代

——在中成书院"'易道养生、修心开智'大型国学公益论坛"的致辞

（2016 年 11 月 19 日）

前几天，张其成院长在向我介绍中成书院和这次论坛情况时，我很感动，心中充满敬意。张老师在北京大学学习时，就师从于季羡林、张岱年、汤一介和楼宇烈等国学大家，是我国现阶段第一位研究《易经》和《黄帝内经》的博士。在北京中医药大学作为教授、博士生导师、国学院院长，先后从哲学角度总结、揭示了中医药学的多项规律，撰写了多部著作和教材。20 多年来，学校每届学生都听过张老师"中国传统文化和中医药文化"课，大家都深受教育。习近平总书记关于"中医药学是中国古代科学的瑰宝，是打开中华文明宝库的钥匙"重要论述发表后，张老师率先在网络和报纸上发表文章《中医药事业发展的春天》。张老师和《光明日报》有长时间的交往，给予《光明日报》"国学版"很大支持。十多年前，张老师又创办了中成书院，为国学研究、传承和普及做了许多卓有成效的工作。今天，中成书院和张老师举办这次"国学公益论坛"，是很有意义的。

大家都看到了，在书院简介和论坛请柬上，印有张老师抄录手书的北宋理学家张载的名言："为天地立心，为生民立命，为往圣继绝学，为万世开太平。"这是张载总结的中华民族知识分子的理想和使命。我理解，张老师今天专门抄录这一名言，是有深意的。

因为，中华民族 5000 年的文明史是令人自豪的，而近代来的落伍、屈辱和奋斗也是刻骨铭心的。中华人民共和国成立后，直到改革开放，我们翻身了，解放了，富裕了，走上了一条光辉的中国特色社会主义道路。特别是十八大以来，我们进入了一个充满信心、充满希望的新时代。这个新时代，从国学的角度看，习近平总书记有以下重点论述：

一是充分重视、反复重申"中华民族 5000 年的文明史"，明确指出这是我们民族的"根"和"魂"，丢了这个"根"和"魂"我们就没有根基了。

二是明确指出我们的文明具有"超越时空，跨越国度，富有永恒魅力，

又有当代价值的文化精神"。要使我们博物馆的文物、古籍里的文字都活起来，实现创造性转化和创新性发展。

三是明确提出"文明是平等的，文明是多彩的，文明是包容的"，"文明的交流互鉴是文明发展进步的巨大动力"。对树立正确的文明观、文化观、宗教观指出了明确方向。

四是纪念孔子诞辰 2565 周年、纪念孙中山先生诞辰 150 周年，实现了毛主席"从孔夫子到孙中山，都应该认真总结"的遗愿。

五是把中华文明、传统文化的优良传统与现代社会的实际相结合，提出并大力倡导社会主义核心价值观。

六是纪念长征、纪念建党、纪念抗战，坚持民族复兴的宏大目标，指出这是近代来中华民族最伟大的梦想。

七是不忘初心、服务人民，把人民群众对美好生活的向往作为奋斗目标，坚持马克思主义中国化，坚持走中国特色社会主义道路、提出并认真实践"四个全面""五个统筹"等新的发展和治国理政的重大部署。

八是以"一带一路"为抓手，弘扬中华民族爱好和平、睦邻友好、交流互鉴、合作共赢的好传统，提高中华民族的国际地位，打造人类命运共同体、网络数字共同体。

九是维护国家主权，维护祖国领土完整。绝不允许任何政党、任何团体、任何个人，在任何时候，把中国任何一块领土分裂出去。

十是高度重视卫生健康事业，把人的生命健康作为人类社会的"第一个前提"和"第一个需要确认的事实"，深刻揭示了中医药学"深邃的哲学智慧和几千年的养生实践"，明确指出"中医药学是中国古代科学的瑰宝，是打开中华文明宝库的钥匙"。

以上这些，都是我们正在经历的事实。这是我们几千年文明形成的远见，是我们几百年奋斗积累的经验，是亿万人民的期盼和意愿。在以习近平为核心的党中央领导下，我们赶上了这样的好时代。这是我们民族和国家繁荣发展的好时机，是文明、文化繁荣发展的好时机，是张老师提出的易、儒、佛、道、医"一源多流"实现创造性转化，创新性发展的大好时机。

中医药"创造性转化、创新性发展"的意义①

(2018 年 10 月 19 日)

学校举办首届"中医药名家成果转化论坛",这是事关学校、企业和中医药事业的振兴发展的大事。

党的十八大以来,习近平总书记多次强调树立"创新、协调、绿色、开放、共享"的发展理念。同时指出,"民族文化是一个民族区别于其他民族的独特标识。要加强对中华优秀传统文化的挖掘和阐发,努力实现中华传统美德的创造性转化、创新性发展,把跨越时空、超越国度、富有永恒魅力、具有当代价值的文化精神弘扬起来,把继承优秀传统文化又弘扬时代精神、立足本国又面向世界的当代中国文化创新成果传播出去"。在国际上,习近平主席同样强调,"每一种文明都延续着一个国家和民族的精神血脉,既需要薪火相传、代代守护,更需要与时俱进、勇于创新。中国人民在实现中国梦的进程中,将按照时代的新进步,推动中华文明创造性转化和创新性发展,激活其生命力,把跨越时空、超越国度、富有永恒魅力、具有当代价值的文化精神弘扬起来,让收藏在博物馆里的文物、陈列在广阔大地上的遗产、书写在古籍里的文字都活起来,让中华文明同世界各国人民创造的丰富多彩的文明一道,为人类提供正确的精神指引和强大的精神动力"。

中医药是中国古代科学的瑰宝,也是打开中华文明宝库的钥匙。总书记提出的发展理念和关于中华文明和传统文化"创造性转化、创新性发展"的重要思想,对经济社会全面发展十分重要,对弘扬中华文明、文化的优良传统十分重要,对中医药学的成果转化、振兴发展同样十分重要。

第一,"创造性转化、创新性发展",是中医药学数千年传承不断、创新发展的历史经验。例如,中医药学的产生。历史的经验是,我们的先祖从对人、对人的生命、对人的生命需求最原始的认识开始,历经夏、商、周和春

---

① 节选自作者在北京中医药大学 2018 年 10 月举办的"首届中医药名家成果转化论坛"的发言。

秋战国，随着社会管理、人的思想和语言文字逐步成熟，形成了专门的医家；到东西两汉，完成了系统总结，形成了成熟的中医药学。这个过程，从甘肃的大地湾到太湖良渚遗址，从辽宁庙后山到陕西半坡遗址，从河南安阳的甲骨文到新近发现的四川秦简，先后至少 2000 多年，其中中医药的不断创造、创新，不断转化、发展，都在一次又一次得到证明。

再比如，中医药的传承、普及。北宋的校正医书局，功不可没。正是有了成熟的造纸术和雕版工艺，为宋代大规模的医书校正提供了技术和物质保证。朝廷的重视和社会的相对稳定，为中医药学的人才培养形成了师承和朝廷选拔两条稳定渠道，而大批中医药人才又成为中医药转化创新发展的核心力量。以致在当时实景名画《清明上河图》中，繁华的京都大街上，也赫然出现了面向大众的儿科药铺。

总之，我们纵观中国医学史，"创造性转化、创新性发展"贯穿始终。

第二，"创造性转化、创新性发展"，是中医药学不断传承、不断发展的内在品质。"天覆地载，万物悉备，莫贵于人"，《黄帝内经》的这个判断，是中华文明典籍关于人的经典论述。《黄帝内经》中黄帝和岐伯、雷公等臣子所讨论的 970 多个问题，全部是围绕人、人的生命和维护人的健康展开的、深入的。人、人的生命、人的生命状态，是中医药学的鲜明主题。

马克思说，人类社会、人类社会的存在、人类社会的一切活动，"它的第一个前提""第一个需要确认的事实"是"有生命的个人存在"。《黄帝内经》的内容和马克思的论述都说明了同一个道理，就是中医药学对人、对人的生命具有十分重要的作用；中医药学对人类社会、对人类社会的一切活动具有十分重要的作用。那么，人的生长壮老已是一个不断变化的过程；由人的社会性所形成的人类社会，更是一个不断变化、不断发展的过程。这个基本事实，揭示了中医药学"天人合一""天人相应"的根本和灵魂。

天地大道，生生不息。由此决定了中医药自身的品格，必然是"创造性转化、创新性发展"。例如，正是古人对天、地、人"三才"的认识和实践，创立了中医药学；正是东汉末年的伤寒肆虐，催生了《伤寒论》；正是在《伤寒论》基础上的创新、转化，产生了《肘后备急方》，也正是对《肘后备急方》中近千首药方中一味药的研究，立足今天的实际，实现了"创造性转化、创新性发展"，屠呦呦教授获得了诺贝尔奖。同样，在事关中华民族命运的鸦片战争中，民族英雄林则徐和多位中医药前辈，对"戾气"致病的温病药方"创造性转化、创新性发展"，创制了戒除大烟的忌酸丸、补正方、四物饮和瓜汁汤，为无数深受烟毒毒害的烟民解除了痛苦。而在反抗"废医论"的斗争中，中医前辈喊出的口号"保卫中医，以反对帝国主义文化侵略"，"保卫中药，以反对帝国主义经济侵略"，更是一语中的。

今天，为实现中华民族伟大复兴的中国梦，党和国家作出了"五位一体""四个全面"总体部署，在国务院制定的《中医药发展纲要》中，将中医药明确为政治建设、经济建设、文化建设、社会建设和环境建设的"五种重要资源"，进一步打开了中医药"创造性转化、创新性发展"的广阔天地，则是中医药名至实归，正当其位。

第三，"创造性转化、创新性发展"，是中医药学不断传承、不断发展的时代使命。党的十九大，把建设"健康中国"，确定为实现民族复兴的国家战略，把"人民对美好生活的向往""为人民群众提供全方位全周期的健康服务"确定为党和国家，特别是医疗卫生战线的总目标。在习近平新时代中国特色社会主义思想指导下，党和国家作出了一系列保护、扶持中医药，促进中医药创新、转化、发展的重大决策。

例如，以中央名义召开了全国健康和卫生大会，国务院和各有关部门制订和颁布了多项中医药事业中长期发展规划和专项文件，重视中医药、发展中医药在全党形成了共识。

例如，国家首次制订和颁布了《中医药法》，这是一项上对得起祖宗，下对得起后人，今有利于发展的大事，中医药的地位、转化和发展，得到了国家法律的保护和支持。

还有，以国家名义向世界发布了《中国的中医药》白皮书，国家向世界明确申明中医药的知识产权，系统阐述中医药的历史发展、深邃内涵和巨大贡献；为在人类文明史上确立中医药的重要地位、为中医药走向世界必然发挥重要作用。

这些都说明，中医药的创新和成果转化，与整个中医药事业一样，迎来了天时、地利、人和的大好时机。为此，总书记在写给中国中医科学院的贺信中，向广大中医药工作者提出了殷切希望。总书记的希望，充满了信任和期待，充满了科学精神和卓越智慧，是中医药学历史发展和现实创新的科学概括和总结，是我们做好中医药成果转化各项工作的依据和方向，也是时代的呼唤、我们的责任。

我们都知道,任何事业的成功,都不是一蹴而就、一呼而成的。就像春天的鲜花,需要扎根、发芽、破土而出;秋天的硕果,需要历经寒暑、日晒雨淋。中医药的"创造性转化、创新性发展"正像总书记贺信的要求,既需要民族自信、远见卓识,又需要抱朴守真、脚踏实地,尤其需要传承创新、凝聚智慧,齐心协力,艰苦奋斗。

我想,这正是我们这次论坛的意义所在,也是参加论坛的同志们从全国各地聚集一起,共同交流、研讨的目的所在。

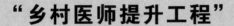

"乡村医师提升工程"

——三甲中医院与地方合作的一条成功经验①

（2018 年 3 月 26 日）

北京中医药大学东直门医院，是 1958 年北京中医药大学成立不久，在全国成立的第一批集教学、科研、临床为一体的大学附属中医院。今年，正是医院创办 60 周年。历经 60 年奋斗，东直门医院在全国中医院校的附属医院中，已经成为具有示范意义的三级甲等中医院，已经成为培养国内外中医药人才时间最早、人数最多、层次最高的重要教学基地。医院坐落在北京老城区，秉承中医药学的优良品格，传承、实践、创新、包容，还走出国门创办了德国奥斯汀中医院，在国内，成立了中医院联盟，在全国百强中医院中，跻身前列。多年来，医院形成了以院士、院长、博士生导师为代表的数百名专业人才队伍，培养了多所医院的院长和骨干。王耀献院长还荣获"全国五一劳动奖章"和第十六届"顾氏和平奖"。"顾氏和平奖"是经联合国备案，与诺贝尔和平奖并列的两个世界性和平奖之一，是由来自德、美、法、中、菲等国的专家精心评选颁发的。王院长获此殊荣，是为中医药争得的荣誉，是为医院、为学校，更是为祖国争得的荣誉。

如今，在党的十九大精神指引下，实现民族复兴的中国梦、全面决胜小康社会、建设"健康中国"成为新时代的号角，东直门中医院、《中国中医药报》社、康仁堂药业和山东、新疆、山西三省区，启动第六届"3＋3"乡村医师提升工程，具有特殊重要意义。

第一，这是贯彻习近平新时代中国特色社会主义思想的实际行动。党的十九大决议和十三届全国人民代表大会第一次会议通过的《中华人民共和国宪法修正案》，明确把习近平新时代中国特色社会主义思想作为我们党和国家各项事业的指导思想。实现民族复兴的中国梦、扶贫攻坚、全面决胜小康社会、建设"健康中国"，是习近平新时代中国特色社会主义思想的重要内

---

① 本文节选自北京中医药大学东直门医院与山东、山西和新疆维吾尔自治区合作开展的 "3＋3 提升工程" 启动仪式上的发言。

容。在我们建设中国特色社会主义强国的历史进程中，中医药战线、中医药工作者和广大乡村医师都承担着重要使命。具有优势的医院、报社和企业面向基层，面向广大乡村，走出去，沉下去，为乡村发展做实事、做好事；承担着直接服务基层的乡村医师进一步提高水平，更好地为群众、为患者服务。共同的目标和使命，表达了我们共同的心愿和责任。这是新时代的必然要求，也是中医药战线应有的实际行动。

第二，这是坚持以人民为中心、实现人民美好生活的重要途径。总书记多次强调，要坚持以人民为中心，永远把人民对美好生活的向往，作为我们党的奋斗目标。千百年来，自春秋战国的《尚书》至今，"福、寿、康宁、修好德、考终命""五福临门"一直是中华民族所向往的美好生活。五福之中，贯穿始终的不是金钱，不是名利，而是生命，是身心健康，是无疾而终。总书记把我们所传承、尊奉的中医药学称为"中国古代科学的瑰宝"和"打开中华文明宝库的钥匙"，重要原因就是中医药学主张的正是"天覆地载，万物悉备，莫贵于人"；遵循的正是"处天地之和，从八风之理"；所要达到的目的，正是"形与神俱，终其天年"。也正是遵循这些基本原理，几千年来，中医药学为中华民族的繁衍生息、繁荣进步做出了重大贡献。今天，我们坚持以人民为中心，努力实现人民对美好生活的向往，中医药学更是须臾不可或缺的瑰宝。所以，精益求精，钻研中医药；勤求博采，学习中医药；诲人不倦，传授中医药；大医精诚，用好中医药；千方百计，普及中医药，这些都是与以人民为中心和实现人民对美好生活的向往密切相关的。

第三，这是实现医院、报社、医药企业、乡村卫生事业和中医药创新发展的重要举措。实践说明，中医药的命运与中华民族的命运息息相通。历史和东直门医院、我们所在地区的发展都说明了这一点。今天的中国，政通人和，中医药的创新发展也迎来了"天时、地利、人和的大好时机"。我们所实施的这项工程，既为这个大好时机增光添彩，又在这个大好时机乘势而上。应该说，做好这项工作，医院和地方都是不容易的。在医院，从领导、老师到各个部门，在日常繁重的教学、临床实践中，又增加了很多工作；对参加学习的地方同志，工作之余系统地学习和提高，既会有超常收获，也会遇到各种困难。但是，医院是全国中医院的示范单位，从老师的师德医德、专业水平、临床经验到医院管理，可供学习的地方很多；山东、新疆，山西，丰厚的文化底蕴，特别是地方同志的求学渴望、实践经验，也会给大家带来很多激励和创见。今天，在这项工程启动的时候，我们都会有一个共识：意义重大，机会难得。我们一定要十分珍惜这个机会，也一定能通过实施这个工程，为提升自身的思想、学术、专业水平，为中医药的创新发展，为人民群众的健康福祉，创造新成绩，做出新贡献。

中医药事业发展的春天

——在"首届海峡两岸中医药名家高峰论坛"上的发言

（2014 年 11 月 22 日）

甲午十月，多彩金秋。这是一个丰收的季节，又是一个收获春天、播种春天的季节。我们的主题——古老而又年轻、伟大而又亲切的中医药事业，正沐浴在我们民族五千年历史长河的又一个春天。

一、习主席的讲话是春天的旗帜和号角

十天前，在北京雁栖湖、在人民大会堂和中南海，习近平主席向出席第二十二次 APEC 领导人非正式会议的二十一名成员致辞，及与美国总统奥巴马会谈中，多次展示了中国文化的智慧、基因。主席把历史与现实、方略与道路结合起来，明确指出"要了解今天的中国、预测明天的中国，必须了解中国的过去，了解中国的文化。当代中国人的思维，中国政府的治国方略，浸透着中国传统文化的基因。中国人民自古以来珍视国家独立、统一和尊严。中国政府必须顺乎民意，坚定维护国家主权、安全和领土完整，维护民族团结和社会稳定，坚定不移走和平发展道路"。"中国的过去""中国的文化""中国人的思维""中国传统文化的基因"，在今天的世界舞台上，居于如此重要的地位，确实是令人自豪、发人深思的。

之前四年，2010 年 6 月，习近平主席任国家副主席时，在出席澳大利亚中医孔子学院揭牌仪式的讲话中明确指出：中医药学是中国古代科学的瑰宝，也是打开中华文化宝库的钥匙；……中医药学貌似神秘，撩开它这个神秘面纱，实际上我们看到的就是深邃的哲学智慧和中华民族几千年养生和实践的结合。中医药"很可能为世界的生命科学和医疗卫生的突破作出重大贡献"。

中共十八大之后，习主席在国际、国内的演讲、谈话中，以特有的中国智慧，谈文明、谈文化，谈和平、谈主权，谈合作、谈发展，解疑释惑，广结友谊，奏响了一曲又一曲中华文明的黄钟大吕，受到国际社会的由衷敬

佩。其中，在国内，习主席多次运用中医药基本理论，生动深刻地阐述了治国理政的重大问题。在国际，关于"中华书画、京剧、中医等中国传统文化博大精深"；关于"要促进中西医结合及中医药在海外的发展，推动更多中国生产的医药产品进入国际市场"；关于加强在中医药领域的国际合作，利用传统医学资源为各相关国家人民健康服务等，习主席也都有多次讲话。

在这里，我列举以上习主席的重要论述，是想说明以下三个问题：

一是我们的祖先数千年来，不断创造、传承、发展的中医药学，上通天、下通地、中贯人身人心，其内容博大精深；中医药学可治国、可治党、可治人治病，其功能独一无二。我们民族、我们国家对中医药学博大精深的内容、独一无二的功能，认识和重视是一脉相承的。

二是在新的历史条件下，习主席进一步从继承、弘扬中华文明的大格局中认识和阐述中医药理论，在治国理政的大方略中引述和运用中医药理论，为我们今天充分认识中医药学的重要地位和作用，继承和弘扬中华文明、文化及中医药事业的优良传统，树立了榜样，作出了示范。

三是在实现民族复兴的百年梦想，实现两个一百年宏伟目标中，中医药学具有重要的时代价值，面临着重要发展机遇。

二、政府的两个重要文件是春天的标志和蓝图

近年来，中共中央历次全会和全国人民代表大会、全国政协大会都对保护和扶持中医药作出决定、提出要求。国务院制定、颁发了若干个保护和促进中医药发展的条例、意见。其中，有代表性的是两个：一是《中医药事业发展"十二五"规划》，二是《中华人民共和国中医药法（征求意见稿）》。

关于《中医药事业发展"十二五"规划》。1949 年 11 月，中华人民共和国在刚成立的卫生部专设中医药管理机构，负责拟定和组织实施中医药行业的方针政策及相关工作。改革开放以后，1986 年 7 月至 1988 年 5 月，国务院筹备并成立了国家中医药管理局。与国家经济社会发展规划相适应，国家中医药管理局同时编制并颁发了《中医药事业发展"七五"规划》。从那时起，连续制定并实施了五个"五年规划"。目前，正在实施的是第六个"五年规划"，即《中医药事业发展"十二五"规划》。这个规划，正值我国全面建设小康社会的关键时期，是在深化改革开放的攻坚时期，推进中医药事业发展的纲领性文件。规划分析了中医药事业面临的形势、提出了中医药

事业发展的指导思想、基本原则和发展目标。强调把满足人民群众对中医药服务的需求作为中医药工作的出发点和落脚点，遵循中医药的发展规律，保持和发扬中医药的特色、优势，推动继承与创新，丰富和发展中医药的理论与实践。规划从中医药事业发展的现状出发，提出了 8 项目标、11 项重点任务，又分解成 56 项国家层面的具体工作。还提出了 7 项保障政策和措施。这个规划自颁发以来，各项任务进展情况良好，到明年，可全面完成。

为确保完成规划，国家中医药管理局明确要求，中医药工作一定要融入国家经济建设、文化建设、社会建设、生态文明建设大局，并就落实好相关工作作出了具体部署。像我们这样长期把中医药事业的发展与国民经济、社会的整体发展融为一体，立足实际、统筹规划，不断推进，在中医药几千年发展史上，是没有过的。

关于《中华人民共和国中医药法（征求意见稿）》。中医药是我们民族的伟大创造。制定一部符合中医药事业发展规律的国家法规，制定一部有关中医药的各种条例、规定的母法，是落实依法治国的客观要求，是中医药事业发展的客观需要，也是中医药战线和广大人民群众的心愿。为此，原卫生部起草了《中华人民共和国中医药法（草案送审稿）》，报送了国务院。国务院法制办公室征求了多方意见及多次调研，会同国家卫生健康委员会（原国家卫生和计划生育委员会）、国家中医药管理局对"送审稿"进行了认真研究修改，形成了《中华人民共和国中医药法（征求意见稿）》，并于今年 7 月 23 日向社会各界公布，进一步听取各方面的意见和建议。

据世界卫生组织统计，截至去年，有 46 个国家和地区先后颁布过传统医药法。其中，涉及中医药的法规有 29 个国家，都是地区性和专科性的。中医药是我们的祖先奉献给人类的至宝，几千年来，代代相传，深受恩惠。如今，我们国家人口众多，国泰民安。国家制定一部全方位的中医药母法，不仅有利于中医药的传承、创新和发展，更是一件上对得起祖宗、现对得起世人、后对得起子孙的大事、好事、喜事。

三、中医药事业的发展环境和巨大成就是春天的肥田沃土

各位专家都熟知，在我们民族近代史上，伴随着列强入侵和西医传入，产生了中医"兴""废"的持久争论。从 20 世纪 50 年代，以至前几年，排斥中医、歧视中医的现象并没有消失。针对这种现象，早在 1953 年，毛泽

东主席就严肃批评说："祖国医学遗产若干年来不仅未被发扬，反而受到歧视和排斥，对中央关于团结中西医的指示未贯彻，中西医的真正团结也未解决。这个问题一定要解决，错误一定要纠正。"毛主席还强调："中国对世界上的大贡献，中医是其中一项。"并做了"中国医学是一个伟大的宝库，应当努力发掘，加以提高"的重要批示。

从毛泽东到邓小平，江泽民、胡锦涛，到今天的习近平总书记，对中医药的关心、重视是一贯的。1986年9月10日，时任国务院副总理的习仲勋同志代表党中央，专程出席北京中医药大学（原北京中医学院）建校30周年校庆大会，向全校师生致贺并讲话。其他党和国家领导人通过题词、谈话、视察等多种方式，关心、支持中医药事业发展的事例也都很多。在此期间，1982年，全国人民代表大会颁布了《中华人民共和国宪法》，总纲第二十一条规定，国家"发展现代医药和我国传统医药"，首次实现了祖国传统医药入宪。在党的代表大会上，多次提出坚持"中西医并重"，"扶持中医药和民族医药事业发展"。"并重"和"扶持"，进一步凸显了中医药的重要地位。

除以上说的《中医药发展"十二五"规划》和《中医药法（征求意见稿)》以外，21世纪初，国家颁布了《国家中长期科学和技术发展规划纲要》，把中医药的传承与发展列为重点任务，并制定了《中医药创新发展规划纲要》和《中医药现代化发展纲要》。这些目标，有的已经实现，有的正在实施。颁布多年的《中华人民共和国中医药条例》，为中医药的发展发挥着积极作用。在国家管理机构中，从国家中医药管理局，到省、地（市）、和区县，都设有中医药管理部门。所有这些，在中医药发展史上，都是没有过的，都为中医药的传承、创新与发展，营造了良好环境。在这样的大环境下，中华人民共和国成立以来，特别是改革开放以来，中医药事业全面发展，取得了显著成就。

一是中医医疗基础建设明显加强。在经济社会全面发展中，基本建成了覆盖城乡的中医医疗体系。目前，全国已有中医类医院近4000所。中医类门诊部、诊所38000多个。中医类别执业（助理）医师近40万人。全年总诊疗已超过8亿人次。同时，中医类医院比综合医院门诊次均费用低14%，住院人均费用低26%。中医药在常见病、多发病、疑难杂症的防治中卓有贡献；在重大疫情防治和突发事件医疗救治中也发挥了重要作用。

二是中医药健康知识广泛普及。"上工治未病"是中医药的重要理念，"欲使家家自学、人人自晓"是先辈医家的迫切愿望。多年来，我国坚持把中医预防、养生、保健服务作为国家基本公共卫生服务项目。利用各种媒体广泛宣传中医药知识。持续开展"中医中药中国行"、中医药知识"进学校、进社区、进家庭"等活动。在二级以上中医医院成立了以预防、养生、保健为主要职能的"治未病"机构。推动了卫生发展模式从疾病治疗向综合健康管理的转变。

三是建立了独具特色的教育、科研体系。全国有高等中医药院校25所，在校生近60万人。数十所综合院校设置中医药专业。基本形成了院校教育、社会教育、继续教育、师承教育等中医药教育体系；实现了从中高职、本科、硕士到博士的中医学、中药学、针灸推拿学、中西医结合等多层次、多学科、多元化教育全覆盖。国家为1000多位全国名老中医药专家，为60多个中医学术流派建立了传承工作室。完成了100多位名老中医药专家学术思想、临床经验的研究、继承，系统整理了名老中医的经典医案和经验方。开展了两届国医大师评选，60位从事中医药、民族医药工作的老专家获得"国医大师"称号。

成立了中国中医科学院，建设了一批国家工程（技术）研究中心、实验室，形成了以科研院所、大学、中医医院和中医药企业为研究主体的科研体系。近年来，有43项中医药科研成果获国家科技奖励。一批成果先后在国际医学界获奖。如"发现青蒿素——一种用于治疗疟疾的药物"荣获2011年美国拉斯克临床医学研究奖；王振义、陈竺获得第七届圣捷尔吉癌症研究创新成就奖等。

四是中药产业快速发展。全国有2800余家中成药制药企业。基本建立了以药材生产为基础、工业为主体、商业为纽带的现代产业体系。中药产品已从丸、散、膏、丹等传统剂型，发展到滴丸、片剂、膜剂、胶囊等40多种剂型。去年，产业规模已达6300多亿元，占医药产业规模的三分之一，出口远超30亿美元。中医产业已逐渐成为国民经济和社会发展的战略性产业。

五是重视加强中医药文化建设。医史文献研究居于重要地位，100多个医史文献和中医药文化研究基地充满活力、成效显著。目前，已有

95 个中医药类项目列入非物质文化遗产国家名录，"中医针灸"被列入世界非物质文化遗产代表名录，《黄帝内经》和《本草纲目》入选世界记忆名录。13000 多部古籍文献正在校勘、整理之中。全国有中医药类期刊 120 多种，年出版图书数千种，核心期刊年发论文超万篇，图书发行过亿册。

六是全面开展了中医药国际交流与合作。中医药已传播到 171 个国家和地区。总部设在中国的世界针灸学会联合会，有 52 个国家和地区，173 个会员团体；世界中医药学会联合会，有 61 个国家和地区，234 个会员团体。据世界卫生组织统计，目前 103 个会员国认可使用针灸，有 30 多个国家和地区开办了数百所中医药院校。我国发展中医药的实践经验，为世界卫生组织于 2008 年在中国北京成功举办首届传统医学大会并形成《北京宣言》发挥了重要作用。在我国政府的倡议下，第 62 届、第 67 届世界卫生大会两次通过《传统医学决议》。目前，我国政府与相关国家和国际组织签订中医药合作协议已达 100 多个。其中，11 月 17 日，习近平主席与澳大利亚总理阿博特在澳大利亚首都堪培拉国会大厦共同出席并见证，北京中医药大学徐安龙校长和西悉尼大学格罗夫校长代表双方签署的在澳洲建立中医中心的合作协议，具有重要的示范意义。其他促进国际中医药规范管理、中医药对外援助等，也做了大量实质性的工作。

所有这些，在中医药发展史上，都是少有的。

四、人民群众的期盼和中医药战线的团结奋斗是春天的强劲东风

党的十八大提出了"两个一百年"的奋斗目标，采取了一系列措施深化改革开放；加强群众路线教育服务人民；坚定不移反腐倡廉，整顿作风；带领全党全国各族人民为实现民族复兴的百年梦想而奋斗。全国上下，充满信心，充满活力。历史充分说明，中医药的命运与民族命运息息相关。中医药事业的发展，正面临着前所未有的大好形势。

党和国家十分珍惜我们民族悠久灿烂的五千年文明，十分重视中医药事业。习近平主席关于中华文明、传统文化的多次讲话感动了世界，赢得了广泛尊重。这既是中华文明杰出智慧、博大胸怀的体现；又是对我们的殷切期望、巨大鼓舞。中医药事业的发展，正面临着前所未有的大好机遇。

继承优良传统，改革创新发展，这是历史的必然；国泰民安，福寿康宁，这是人民群众的需要；民族复兴，现代化建设，时代需要战胜各种疾病，需要中医药保驾护航；这是中医药事业的责任，也是中医药事业的光荣。

中医药学与人文科学密不可分

——从散文"知识之网"谈起

（2012 年 11 月 19 日）

就中医药学与人文科学的密切联系，我谈三点认识。

第一，从散文"知识之网"谈起。在 20 世纪著名作家秦牧先生的散文集《艺海拾贝》中，有一名篇——"知识之网"。文中引用了俄国作家契诃夫的小说《赌博》的故事，一个富有的银行家与一位贫穷的文化人以 200 万卢布为赌资、以独居十五年为条件打赌。结果文化人在孤独中博览群书，悟透了人生道理，放弃了获取 200 万卢布的权利，而银行家却破了产。

秦牧先生据此故事讲述了知识的重要性，特别强调了对知识的感悟和梳理。他指出，"各种学问彼此的关联是十分密切的，人们为了研究方便，才把它们分门别类罢了。事实上，各种知识像一张网似的，网络之间相互关联。越向知识的领域走前一步，就越体会到各门知识的血缘"。

秦牧先生的感悟很有道理。我们都知道，知识是人类文明、文化的结晶，以研究对象、研究方法不同而形成了各门学科。其中，哲学、人文学科主要以研究人为对象，研究人的思维方式、人的生存状态、人的行为方式、人与人之间的关系等。从这个意义上说，任何一门学科都与哲学、人文学科密不可分；从以人为主体的意义上说，哲学和人文学科是各门科学的基础。这一点，在医学、特别是中医学中，表现得尤为突出。

第二，中医药学经典中的论述，与我们今天人文学科关注的实际神通意通。我举几例：

一是唐代的王冰、宋代的林亿分别在他们校注的《黄帝内经》序言中阐述补注《内经》的缘起，先后说到："安不忘危，存不忘亡者，往圣之先务；求民之瘼，恤民之隐者，上主之深仁。""释缚脱艰，全真导气，拯黎元于仁寿，济羸劣以获安者，非三圣道则不能致之矣。"明确将安不忘危，存不忘亡，称作"先务"，将求民之瘼，恤民之隐，称作"深仁"；将释缚脱艰，全真导气，拯黎元于仁寿，济羸劣以获安，称作上古圣人最大的功德。在《灵枢》的第一篇《九针十二原》中，黄帝问岐伯："余子万民，养百姓，而收其租税。余哀其不给，而属有疾病"，有什么"易用难忘""可传于后世"的"明为之法"让"万民"摆脱病痛呢？王冰和林亿都把这些作为"补注"《黄帝内经》的首要原因。同时，从根本上看，这些也都是古人探索、研究和一步一步创立中医药学的缘起，也表达了古人最早形成的执政理念。

前几天，中国共产党第十八次全国代表大会闭幕，习近平总书记在带领新一届中央常委与中外记者见面时说：我们的人民是伟大的人民。在漫长的历史进程中，中国人民依靠自己的勤劳、勇敢、智慧，开创了各民族和睦共处的美好家园，培育了历久弥新的优秀文化。我们的人民热爱生活，期盼有更好的教育、更稳定的工作、更满意的收入、更可靠的社会保障、更高水平的医疗卫生服务、更舒适的居住条件、更优美的环境，期盼孩子们能成长得更好、工作得更好、生活得更好。人民对美好生活的向往，就是我们的奋斗目标。

我们领会这些思想，是不是"求民之瘼""恤民之隐"呢？当然是。是不是"拯黎元于仁寿，济赢劣以获安"呢？当然是。把人民对美好生活的向往作为"奋斗目标"，是不是"先务""深仁"呢？当然也是。

二是"上知天文、下知地理、中知人事"，《黄帝内经》先后提出了四次。在《素问·气交变大论》中说："夫道者，上知天文，下知地理，中知人事，可以长久。"在《素问·著至教论》中强调："道上知天文，下知地理，中知人事，可以长久，以教众庶，亦不疑殆，医道论篇，可传后世，可以为宝。"在《灵枢·玉版》中说："上合之于天，下合之于地，中合之于人，余以为针之意矣。"把知天地人、合天地人看做是针道的真谛。林亿在序言中评价《黄帝内经》："上穷天纪，下极地理，远取诸物，近取诸身，更相问难，垂法以福万世。"可见，具有广博的知识，是对医者自身的要求，事关医道传承，事关造福万代，事关青年、人才的素质和培养，是十分重要的。

三是人文科学所追求的真理和"光明"。中华人民共和国成立前夕，毛泽东主席为新创办的以面向知识界为主要对象的《光明日报》题词："向着光明"，表达了站起来的中华民族的共同心声，也反映了人的知识、智慧像万物生长向光明一样的客观大势。这与《黄帝内经》对"光明"的论述是相通的。《素问·四气调神论》中说："天地清净光明者也，藏德不止，故不下也。""藏德"者，乃"天运变化""日月之行""四时之变"，这些客观真理是也。遵循这样的天地大道，"天地清净"，即为"光明"。《素问·生气通天论》中说："天运当以日光明。"则进一步说明"苍天之气，清净则志意治，顺之则阳气固，虽有贼邪，弗能害也"；说明"内外调和，邪不能害，耳目聪明，气立如故"和"阴平阳秘，精神乃治"的道理。在人文学科中，所追求的同样是这样的目标。

四是中医学经典和其他国学经典也是神通意通的。以《大学》为例，从立论、概念到分析、结论，都与中医经典相合。如《大学》第一章曰："大学者，在明明德，在亲民，在止于至善。"这正是中医"仁心仁术"的出发点。《大学》还讲："知止而后有定，定而后能静，静而后能安，安而后能虑，虑而后能得。"其中的定、静、安、虑、得等各种状态，与中医养生、诊断、治疗中的许多概念是完全一致的。还有，《大学》中提出"齐家、治国、平天下"三项使命，其基础是"修身""养性"两件大事，这显然又和中医融为一体。至于社会生活中的许多故事、成语，如"肝胆相照""心慌意乱""凝神聚气""处天地之和，从八风之理""真人""至人""圣人""贤人"等，在《黄帝内经》中都有表述、有分析、有展现。

以上几个例子都说明，中医与人文科学密不可分、神通意通，在许多方面是融为一体的。

第三，传承、学习中医，编织密集的"知识之网"，精湛的医术和丰厚的人文知识积累，是中医人才培养和中医药事业腾飞的翅膀。

这是历史的经验。精心整理《黄帝内经》的王冰的体会是："将升岱岳，非径奚为！欲诣扶桑，无舟莫适！乃精求博访，而并有其人，历十二年，方臻理要，询谋得失，深遂夙心。"药王孙思邈的两部《千金》，集古代中医药学之集大成。在总计 60 卷、140 多万字的鸿篇巨著中，首列《大医习业》，明确指出：学习医学，必须"涉猎群书"，原因是"不读五经，不知有仁义之道，不读三史，不知有古今之事；不读诸子，睹事则不能默而识之，不读《内经》，则不知有慈悲喜舍之德。不读《庄子》《老子》，不能认真体运，则吉凶拘忌，触涂而生。至于五行休旺，七耀天文，并须探赜。若能具而学之，则于医道无所滞碍，尽善尽美矣。"还有明·王世贞这样介绍李时珍和《本草纲目》："幼多羸疾，质成钝椎；长耽典籍，若啖蔗饴。遂渔猎群书，搜罗百氏。凡子、史、经、传、声韵、农圃、医卜、星相、乐府诸家，稍有得处，辄著数言。""岁历三十稔，书考八百余家，稿凡三易"，撰成《本草纲目》。他谈自己阅读《本草纲目》的感受："如入金谷之园，种色夺目；如登龙君之宫，宝藏悉陈；如对冰壶玉鉴，毛发可指数也。"称赞《本草纲目》是部医书，"实性理之精微，格物之《通典》，帝王之秘箓，臣民之重宝也"。《本草纲目》还被进化论的奠基人达尔文称为"中国的百科全书"。

这是中医临床诊断治疗的重要基础。中医临床，是中医治疗疾病的战场。首先要求的是医德，而医德本身就是人文社会科学的内容。所以，几乎每一部中医药典籍，都包含着丰富的医德思想。中医诊断治疗疾病的基本，是整体观念、辨证论治。这个基本特征同时也是哲学、人文学科的重要思想。中医药学强调"天人相应""心神相应""四诊合参""辨证求本""八纲辨证""病因辨证""气血津液辨证""脏腑辨证""六经辨证""卫气营血辨证""三焦辨证"和"经络辨证"等，都与人文学科密切相连。而通过对有病的具体"人"，经过"辨证"再到"辨病"再到制方，看似简单，实则是十分复杂的思维、交流、判断、决策过程中，中医临床诊断治疗的医患双方及各个环节，都离不开人文学科关注的范畴。所以，良好的哲学人文学科修养，对提高医生临床诊断治疗水平，关系重大。

这是中医人才培养和发展中医药事业的重要规范。自中华人民共和国成立和改革开放以来，党和国家先后创办了一批中医药院校，这些院校成为中医药人才培养的主要阵地，学校从培养目标、基本规范的需要出发，制定了自己的校训，成为各学校广大师生共同遵守的行为准则与道德规范，体现了各个学校的办学理念、治校精神、校园文化建设的核心内容。这些内容，都凸显了人文科学在中医药人才培养和事业发展中的重要地位和作用。

例如，北京中医药大学的校训是"勤求博采、厚德济生"；上海中医药大学的校训是"勤奋、仁爱、求实、创新"；天津中医药大学的校训是"进德修业，继承创新"；广州中医药大学的校训是"厚德博学，精诚济世"；成都中医药大学的校训是"厚德、博学、精思、笃行"；南京中医药大学的校训是"自信、敬业"；浙江中医药大学的校训是"求本远志"；河南中医药大学的校训是"厚德博学、承古拓新"；安徽中医药大学的校训是"至精至诚，惟是惟新"；湖南中医药大学的校训是"文明、求实、继承、创新"；湖北中医药大学的校训是"勤奋求实，发掘创新"；福建中医药大学的校训是"大医精诚，止于至善"；山东中医药大学的校训是"厚德怀仁，博学笃行"；山西中医药大学的校训是"求真"；陕西中医药大学的校训是"精诚仁朴"；江西中医药大学的校训是"惟学、惟人、求强、求精"；广西中医药大学的校训是"弘毅自强，传承创新"；甘肃中医药大学的校训是"勤奋严谨，继承创新"；辽宁中医药大学的校训是"厚德博学，继承创新"；长春中医药大学的校训是"启古纳今，厚德精术"；黑龙江中医药大学的校训是"勤奋求真，博采创新"；云南中医药大学的校训是"崇德和合，博学敦行"；西藏藏医药大学的校训是"厚德、勤学、笃行、利众"。还有内蒙古、青海、宁夏、海南的综合大学、医科大学，校训都包含着深刻的人文学科内容。

在中医药事业发展中，人文科学时时处处都在发挥着重要作用。中药三百年老店"同仁堂"，同样遵循"同修仁德，济世养生"，"厚德至善、良药回春，对症下药、药到病除"，"药者当付全力，医者当问良心"的宗旨。"炮制虽繁必不敢省人工，品味虽贵必不敢减物力"等理念，将人文学科的精华在中医药事业中运用表达地淋漓尽致。在中医药院校教育和临床实践中，"尊天道、重医德、精医术"，"读经典、重临床"已形成了共识。

所有这些，都是中医药与人文学科密切相融的说明，也是习近平总书记在2010年6月出席澳大利亚墨尔本中医中心挂牌仪式的讲话中所说，"中医药是中国古代科学的瑰宝，也是打开中华文明宝库的钥匙"的深刻含义。

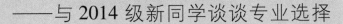

扣好人生的第一个扣子

——与 2014 级新同学谈谈专业选择

（2014 年 9 月 18 日）

今天和大家谈的题目是"扣好人生的第一个扣子"。大家知道，这是习近平总书记在今年五四青年节时，与北京大学师生座谈时说的话。总书记讲："青年的价值取向决定了未来整个社会的价值取向，抓好这一时期的价值观养成十分重要。这就像穿衣服扣扣子一样，如果第一粒扣子扣错了，剩余的扣子都会扣错。人生的扣子从一开始就要扣好。"总书记讲的人生价值取向，与人生的专业选择、专业思想、专业态度密切相连，对我们正确认识、深刻理解同学们的专业选择，很重要。

在学校，看到同学们的朝气蓬勃、刻苦学习，我总是很羡慕。羡慕同学们年轻，更羡慕同学们的选择。羡慕同学们以自己最好的年华，选择了中医，选择了北京中医药大学。

一、这是同学们为人之子、孝敬父母的最好选择

大家完成中学学业，大多数同学第一次远离家乡，远离父母，来到北京。想家吗？想。最想谁？父母和亲人。想念什么？盼望父母健康。大家都是好孩子，想得很对。

早在春秋后期，孔子在设坛讲学时，鲁国大夫孟懿子的儿子孟武伯问孔子，什么是孝？孔子回答："父母唯其疾之忧。"意思是说，父母对子女，只为他们的疾病担忧，也有理解为，对父母尽孝，最重要的是关心父母的疾病、健康。无论哪种理解，无论是父母对子女，还是子女对父母，关心疾病和健康，都是最主要的。

在中医历史上，关心父母亲友的健康，是行孝道、恪尽儿女之责的一个基本要求、一个优良传统。中医最早的经典《黄帝内经》，到宋代进行了一次全面编修和校注，编校官史崧在序言中说："不读医书，又非世业，杀人尤毒于梃刃。是故古人有言曰：为人子而不读医书，犹为不孝也。"东汉末年，中医经典《伤寒杂病论》的作者张仲景，目睹当时"疫气流行，家家

有僵尸之痛，室室有号泣之哀，或阖门而殪、或覆族而丧"。张仲景的家族则如他在自叙中说："余宗族素多，向余二百。建安纪年以来，犹未十稔，其死亡者三分有二，伤寒十居其七。"面对这种情况和当时不少庸医医术低劣、医德沦丧，张仲景下定决心"勤求古训、博采众方"（这正是咱们校训中的一部分），刻苦攻读《素问》《九卷》《难经》《阴阳大论》等医书，参考《汤液经法》《胎胪药录》等方药著作，并广泛吸取汉代及以前的临床精华，结合自己长期积累的医疗经验，撰成《伤寒杂病论》。《伤寒杂病论》被称为"医方之祖"，和《黄帝内经》一样，是同学们今后要学习的一门重点课程。

还有，隋、唐时期伟大的医药学家、药王孙思邈，被医学界称为唐以前中国古代医学集大成者。他所著的《备急千金要方》和《千金翼方》，至今在国内外有广泛影响。孙思邈出生在陕西耀州，黄土高原上一个农民家庭，幼年"夙婴沉疾，早缠尪瘵"，"幼遭风冷，屡造医门"，为给孙思邈看病，孙思邈的父母"汤药之资，罄尽家产"。生活的艰难和疾病带来的痛苦，使孙思邈萌生了学习中医的念头。他天资聪慧，勤奋好学；对当时社会上的庸医、恶习、陋习看得很清楚，明确不赞成当时"朝野庶士，咸耻医术，多教子弟诵短文，构小策，以求出身之道"的风气；明确不赞成当时"竞逐荣势，企踵权豪，孜孜汲汲，惟名利是务"的现象。他在刻苦学习古代文化知识的基础上，从十八岁起，集中精力学习医学，二十岁已有所悟，经过艰苦努力，终于成长为苍生大医。他在《备急千金要方》的《大医精诚》中，系统提出了中医的医德思想。希望对先辈圣人的医书和《备急千金要方》这样讲医道、医理、医方的著作，能够"家家自学，人人自晓"。特别强调"君亲有疾不能疗之者，非忠孝也"。

同学们，"百善孝为先"。尽孝，最重要的是让父母亲人精神愉快、身体健康，这正是中医的重要职能。大家选择中医，确实是为人之子，行孝尽责的最好选择。这个道理随着同学们学习深入、随着年龄增长会越来越感受深刻。

二、这是同学们继承传统、爱国敬业的历史选择

同学们来到北京，最明显的感觉是什么？人多。大家都知道，我国是世界上人口最多的国家。据史料记载，4000 多年前的夏禹时期，中国共有人口1350 万，约占当时世界总人口的三分之一。从那时至今，我国一直是世界人

口最多的国家。现在，我国人口为 13.19 亿，占世界人口的 19.77%，差 0.23 就是五分之一；其次是印度，为 11.69 亿，占世界人口的 17.52%；第三是美国 3.02 亿，占世界人口的 4.53%。这就产生了一个问题，我国的地理条件并不比印度、北美、欧洲优越，我们有青藏高原，他们没有；我们有塔干拉玛干、塔里木大沙漠，他们没有；历史上常有的灾荒、瘟疫、战乱，我们也并不比他们少，为什么我们的人口一直最多呢？

1957 年，毛泽东主席在和几位老中医谈话时，明确回答了这个问题。毛主席说：一说到中国的特点，人们往往用两句话来概括，叫作"地大物博""人口众多"。这两句话都跟中医有直接关系。由于地大物博，才有那么多的植物、动物和矿物成为中药；历史上还有数不尽的天灾人祸，但最后，中国还是以"人口众多"屹立在世界东方。这里边当然有许多原因，但卫生保健事业所起的作用是其中重要原因之一，这方面应首先归功于中医。大家知道，《黄帝内经》是中医的奠基之作，翟双庆、贺娟老师在《黄帝内经入门》一书中，将《黄帝内经》称作千古奇书。北京大学袁行霈先生主编的《中华文明史》，把中医药学称作中华文明中的"一个奇迹"。那么，为什么毛主席把中国人口众多"首先归功于中医"？为什么老师和专家把《黄帝内经》称作"奇书"？把中医药学称作"奇迹"？原因在于中医药学体系与其他学科体系比较，有四个很大的不同。就是主题突出，博大精深，历史悠久，功能卓著。

一是主题突出。中医药科学是以人的生命为主题。《黄帝内经》明确说："天覆地载，万物悉备，莫贵于人。"就是说，苍天之下、大地承载的万事万物，最珍贵的莫过于人。伟大的医药学家孙思邈强调："人命至重，有贵千金，一方济之，德逾于此。"大德大善，莫过于救人一命。《黄帝内经》一书共讨论了 970 多个问题，《素问》《灵枢》两书的第一个问题都是从人的生命出发提出来的，其他问题则是围绕第一个问题，就人与天、地自然的关系，就人的精神、五脏六腑、四肢百骸、气血津液、经络腧穴、皮毛肌肉的各种状态，就各种疾病及病因病机、诊断治疗等展开的、深入的。《黄帝内经》和中医药学在两千年前提出、至今贯穿始终的这个生命主题，是很深刻的。

大家知道，《黄帝内经》诞生两千年后，1845～1846 年，马克思、恩格斯合著了重要著作《德意志意识形态》。在这部著作中，马克思、恩格斯指出："全部人类历史的第一个前提无疑是有生命的个人的存在。因此，第一个需要确认的事实就是这些个人的肉体组织以及由此产生的个人对其他自然的关系。"在这里，马克思、恩格斯提出的人类历史、人类社会的"第一个前提""第一个需要确认的事实"，与两千年前《黄帝内经》提出的生命主题，是完全一致的。而且，几千年来，中医药学的这个主题一以贯之，代代相传，不断积累，不断发展，为中华民族繁衍生息，做出了巨大贡献。这在中华文明的各个分支中，是唯一的。

二是博大精深。我们从内容和文献两方面来看。从内容看，在《黄帝内经》中，先后四次强调，得医道、明医理、懂医术必须"上知天文、下知地理、中知人事"，反复强调，"治病者，必明天道地理，阴阳更胜，气之先后，人之寿夭，生化之期，乃可以知人之形气矣"。前边说到的药王孙思邈在《备急千金要方》的首篇《大医习业》中，详细列出了大医必读的经典和必须具备的知识，几乎涵盖了中国古代文化的方方面面。同时，中医理论自身对人身体和精神的研究，对人各种疾病的研究，所形成的系统理论、所积累的医疗经验，至今在许多方面都是先进的。

再从文献来看，据 2007 年版《中国中医古籍总目》收录，1949 年前中医古籍有 13455 种，台湾另有 690 种，合计 14145 种。医学著作在中华古代文献的三部大型丛书——《永乐大典》《古今图书集成》和《四库全书》中，所占的比重是很大的。在历史上，即使是秦始皇焚书，明令"所不去者医药、卜筮、种树之书"，也要把医书保留下来。中医药学的博大精深，在中华文明的各个分支中，是很突出的。

三是历史悠久。同学们都知道北京周口店北京猿人，50 万年前，北京猿人已经懂得了用火和采集野果。经过漫长发展，到神农、黄帝时期，人们开始自觉地"尝百草"、用"砭石""箴石"等方法治疗疾病。考古专家们发现，在中华文明早期的石壁画、甲骨文、金文中，就有不少有关医学的文字记载。到春秋战国百家争鸣时期，不仅有医家和多部医学著作问世，而且，在诸子百家著作中，几乎都可看到中医药知识的内容。这些内容不断积累丰富，到汉代形成了系统的中医药学体系，产生了《黄帝内经》。从那时至今，中医药学体系的传承、发展，一脉相承，始终没有中断。

这和西方医学、印度医学不同。西方古代医学在公元前古希腊希波克拉底时期发展到最高峰，其内容与中医有许多共同点。但其后，古希腊文化衰落，欧洲进入了漫长的宗教神学统治时期，西方古代医学也随之衰落了。直到工业革命开始，细胞学、分子学出现，现代医学开始快速发展。

印度医学更有特点。印度历史上是个佛教国家，佛教起源于此。印度医学的"地、水、火、风"理论，很有价值。孙思邈在《备急千金要方》中指出，"地水火风，和合成人"，并对其给予了很高评价。印度至今是第二人口大国，与印度历史上较高的医疗卫生水平是分不开的。但是很可惜，在我国明末清初，英国入侵印度，经过一百多年，把印度变成了自己的殖民地。就英国对印度的统治，马克思曾深刻指出："英国人在印度统治的历史，除破坏以外，恐怕就没有什么别的内容了……印度失掉了它的旧世界，而没有获得一个新世界……英国统治下的印度同自己的全部古代传统，同自己的全部历史，断绝了联系。"同时，印度医学中断了，印度历史上形成的许多良好卫生习惯也丢掉了。有资料说明，20世纪80年代以前，印度75%的人家里没有厕所，89%的人随地大小便。以致印度开国总理尼赫鲁说："直到我们每个人用上厕所那一天，我才真正相信印度已经取得了长足进步和发展。"中医学与西方医学、印度医学比较，虽然在近代也经历了"护医"和"废医"的斗争，直到前几年，也还有人主张"废医"，但总体上是传承发展，始终没有中断。所以，毛泽东主席有一句话："中国对世界上的大贡献，中医是其中一项。"

四是功能卓著。中医药学具有超出其他学科的杰出功能，既可治国，又可治人，还可治病。这个思想最早是在春秋战国时期的《国语》中提出来的，《国语》是当时的国家文献汇编，原话是"上医医国，其次疾人，固医官也"。在《黄帝内经》中，表述为"上以治民，下以治身，使百姓无病，上下和亲"及"治民与自治，治彼与治此，治小与治大，治国与治家"等。在这些方面，中医都有重要作用。孙思邈在《备急千金要方》中，表述为"上医医国，中医医人，下医医病"。中医药学的这三项功能，两千多年来，没有人提出不同意见，大家都是赞同的。深刻理解中医药理论，充分发挥中医药学的功能，习近平总书记自担任国家副主席，到党的十八大以来，在多次讲话中，运用中医药理论和观点阐述治国理政的重大问题，为我们指出了明确方向，树立了光辉榜样。

例如，2010年6月，习近平主席在出席澳大利亚皇家墨尔本理工大学中医孔子学院揭牌仪式的讲话中指出："中医药学是中国古代科学的瑰宝，也是打开中华文化宝库的钥匙……中医药学貌似神秘，撩开它这个神秘面纱，实际上我们看到的就是深邃的哲学智慧和中华民族几千年养生和实践的结合……中医药很可能为世界的生命科学和医疗卫生的突破作出重大贡献。"

十八大之后，总书记到广东考察，就深化改革做了重要讲话，指出："改革要辨证施治，既要养血润燥、化瘀行血，又要固本培元、壮筋续骨，使各项改革发挥最大功能。"在党的十八届二中全会上，讲改进作风，总书记说"四风"等问题"实际上是党内存在的突出矛盾和问题的突出表征……用中医的话来说，就是'肝风内动''血虚生风'"。在党的群众路线教育实践活动工作会议上，总书记要求各级党组织要采取有力措施，帮助有问题的党员、干部，"找准'病症'，对症下药，该吃中药的吃中药，该吃西药的吃西药，或者中西医结合，该动手术的动手术，切实体现从严治党的要求"。

在2013年12月的中央经济工作会议上，总书记在讲调整产业结构，化解产能过剩的问题时强调，"现在不拿出壮士断腕的勇气，将来付出的代价必然更大。病入膏肓那还能怎么治啊？正所谓"在肓之上，膏之下，攻之不可，达之不及，药不至焉，不可为也"。在中央城镇化工作会议上，就农业转移人口市民化问题，总书记说，"要注意解决消化不良问题，消化胃里的积食，不要再大口进食，否则是要脘腹痞胀、宿食不化的"。针对一些地方城镇建设用地利用率低，很多都是大马路、大广场、大绿地、大园区，总书记指出："这不是强壮，而是虚胖，得了虚胖症，看着体积很大，实际上外强中干、真阳不足、脾气虚弱。"

关于"中华书画、京剧、中医等中国传统文化博大精深"；关于"要促进中西医结合及中医药在海外的发展，推动更多中国生产的医药产品进入国际市场"；关于加强在中医药领域的国际合作，加强国际交流，利用传统医学资源为各相关国家人民健康服务等，总书记都有多次讲话。

总之，中医药学同时所具有的治国、治人、治病的重要功能，在中华文明的各个分支中，是唯一的。

以上四点，我们可以看到，中医药学在中华文明体系中，其地位和作用是很突出、很独特的。千百年来，它的主题与中华民族的每一个人的健康、每一个家庭的幸福息息相关，它博大精深的内涵和杰出功能，渗透在我们民族政治、经济、文化和社会生活的方方面面。人类历史上的四大古老文明，唯有中华文明绵延不断，中医药学就是鲜明标志，它的真理性和社会价值，不断得到数千年的实践检验。所以，毛主席把中国"地大物博""人口众多"，"首先归功于中医"，这是历史的结论。

今天，现代科学提出了许多新理论，如系统论、信息论、控制论，即"老三论"；耗散结构理论、协同论、突变论，即"新三论"；还有超循环理论、混沌理论、模糊数学等。学者们在研究中惊奇地发现，这些西方的现代理论，许多内容早已包含在中医基本理论之中了。就是我们大家都熟知的马克思主义基本原理，也与中医学的基本理论有许多相通之处。马克思在大学毕业时的博士论文献词中就有这样的话："精神和大自然是人类的伟大神医。"马克思没有学过中医，但马克思的这个思想却与中医学的基本理念相通的。

同学们，大家选择中医，立志学习中医，是多么有见识、有意义啊。

三、这是同学们心怀梦想、实现自我价值的时代选择

总书记在与北大师生座谈中说："每一代青年都有自己的际遇和机缘，都要在自己所处的时代条件下谋划人生、创造历史。青年是标志时代最灵敏的晴雨表，时代的责任赋予青年，时代的光荣属于青年。"同学们选择了中医，选择了这么好的专业，按照总书记以上的讲话，这是同学们人生的重大际遇和机缘。同学们面对这个重大际遇和机缘，谋划自己的人生，实现自身价值，这是中医药事业的希望，是时代赋予同学们的责任和光荣。那么，如何面对这个责任？如何争取这个光荣呢？我觉得有四个问题。一是继承，二是创新，三是交流互鉴，四是"修、齐、治、平"。

一是继承。中医药历史悠久、博大精深，在中华文明的各个分支中是很有代表性的。那么，我们作为年轻一代，要弘扬中华文明的优良传统，首先，就是要继承。这是我们的责任，也是我们的光荣。继承什么？就是要继承中医先辈和老师们创造的理论、积累的经验、凝聚的精神和传承给我们的丰富知识、优良传统。所有这些，概括起来可以简称为一个中医密码："1412313"。

"1"，就是一部中国医学史；"4"，是四部中医经典，《黄帝内经》《伤寒杂病论》《神农本草经》《难经》。第三个数仍是"1"，就是中医的一个主题——人的生命。第四个数是"2"，是中医药学的两个特征——整体观念、辨证论治。第五个数是"3"，是指中医药学的三个品格，即实践品格、传承品格、创新品格。这三个品格贯穿在中医理论和实践的方方面面，大家在跟

随老师学习中都可随时感受到。最后两位数是"13"，指中医药学的十三个方面的内容。具体是：

- 天人相应、以人为本的整体观念；
- 至大无外、至小无内的本原思想；
- 阴阳五行、生生不息的哲学基础；
- 司外揣内、功能为要的藏象学说；
- 无形有象、煦濡生命的气血津液；
- 贯通全身、以决生死的经络腧穴；
- 察源循理、整体辨证的病因病机；
- 四诊八纲、注重分析的辨证论治；
- 四气五味、"四向"归经的中药理论；
- 君臣佐使、奇妙无穷的方剂学说；
- 顺应自然、抱朴守真的养生原则；
- 人命至重、赴救苍生的医德思想；
- 躬行大道、"三治"同理的杰出功能。

中医药学的这些内容，学校分年级为大家安排了几十门课程，同学们把学校安排的课程学好了，"1412313"这个中医密码就破解了，领会了。当然，要继承好，学习好，还有一个学习方法问题，老师和师兄师姐都有经验，同学们都要好好体会。

二是创新。继承和创新是密切联系的。没有继承，创新就是无本之木；没有创新，继承就会失去动力。传承和创新，都是中医药学的重要品格。在历史上，没有《黄帝内经》的作者们对中华古代文明、古代医学知识的继承创新，就不会有系统的中医基础理论；没有张仲景的勤求古训、博采众方，就不会有六经辨证、《伤寒杂病论》；没有孙思邈百余年的学习、实践、思考、总结，也不会有古代医学集大成的《备急千金要方》和《千金翼方》。宋代对中医典籍的编修，明代李时珍的《本草纲目》，直到金元四大家和明清时的温病学，都是创新之举，都推动了中医药的理论发展和实践深入。今天，在新的历史条件下，中医药的创新迎来了广阔新天地，也面临着一系列重大问题。

例如：

- 中医药在实现民族复兴的中国梦中的地位和作用。
- 中医药与中华文明的关系。

- 中医药的功能及与当代核心价值观的关系。
- 中医药学的先进性问题。
- 中医基础理论的传承和创新问题。
- 天、地、人在今天的新变化、新情况，人的生命状态、生命环境，即癌症等多种威胁人类生命的疑难病症对中医药学提出的新问题。
- 面对大数据、互联网、云计算及多种现代科技的迅速发展，如何加快中医药的现代化发展问题。
- 中医药事业的机制创新和历史知识产权、当代知识产权的保护问题。
- 中医药的当代交流问题。
- 中医药的大家保护和人才培养问题等。

我们学校的同学们，在老师指导下，有许多创新成果，每年都有学生创新成果展示，是很鼓舞人心的。中医药学以上这些以至众多面临的新问题，都需要今天的中医药工作者，特别是同学们去面对它、攻克它、解决它、发展它，在老师和同学们的创新发展中，历史悠久、博大精深的中医药科学必然会放射出充满青春活力的灿烂光辉。

三是交流互鉴。总书记说："文明因交流而多彩，文明因互鉴而丰富。文明交流互鉴，是推动人类进步和世界发展的重要动力。"中医药学的发展也必然是这样。首先，中医药学自身要在各地区、各方面、各学科进一步加强交流互鉴，各展其长，各取其优，加强合作，促进发展。其次，中医药学和人类其他文明成果要相互交流、相互借鉴。同时，中医药学是中华民族对人类的大贡献，中医药学的发展，不仅要服务于中华民族，更要继续走向世界。当然，交流互鉴的前提是要强身健体，先要自身做得好，立得住；又要有开阔的眼界，博大的胸怀，要有开放包容、虚心学习的见识和品格。这些，都需要同学们在今后的学习中，在老师们带领下，不断修炼，逐步开悟。交流互鉴，是中医药事业发展的一条客观规律，只要我们深刻认识它、自觉遵循它、认真做好它，博大精深的中医药学就会充满生机和活力，就会在现代人类文明的广阔舞台上为民族、为全人类做出新的伟大贡献。

四是"修、齐、治、平"。这是古代经典《大学》中对知识分子的基本要求，就是"格物致知"，就是"修身、齐家、治国、平天下"。这是中国古代知识分子的崇高使命。今天我们学习中医，修身是基础。医德思想是我们要认真领会、认真实践的重要内容。凡大医，必然是大善大德。不可想象，一个品德不好的人能够成为一个全心全意为病人服务的好医生；也不可想象，没有哪一个人愿意把自己的生命、自己的健康托付给一个不学无术、自私自利的人。"修身、齐家、治国、平天下"本身就是中医包含的内容。大家都是新时代的青年，要认真领会中国知识分子"修身、齐家、治国、平天下"的文化基因、优良传统，和我们今天倡导的"爱国、敬业、诚信、友善"等核心价值观结合起来，树雄心、立壮志，努力争做新时代的苍生大医。这是时代的期望，是中医事业的期望，也是同学们的责任和光荣。让我们共同遵循我们的校训："勤求博采，厚德济生。"同时，我向大家推荐著名训诂学家、中医文献专家、我校钱超尘教授撰写的《中医颂》：

"於戏中医，肇自农黄，炎帝烈山尝草，启医药之先声，区百草而知药性，和其剂而为经方，于是《本经》作矣。昔在黄帝，上穷天纪，下极地理，与臣岐伯，更相问难，而《内经》作矣。逮及汉世，仲景诞生，方据伊尹汤液，理据《内经》《难经》，穷天人于一体，创六经辨证之弘纲。是我中医，源远流长，基业深厚，何其煌煌。沿流继轨，大著纷呈。叔和《脉经》，士安《甲乙》，巢氏《病源》，真人《千金》，王焘《外台》，启玄《素问》，理论奠基，示人方向。金元四家，名声远扬，时珍《纲目》，远播四方。有清一代，继续发扬。新中国建立，中医事业，尤为辉煌，写入宪法，条例列张，有法有则，光焰万丈。医教与研，蒸蒸日上，人才济济，巨著煌煌。试看今日之世界，无处不有对中医之颂扬。中医国粹，远达万方。惟我中医，昭昭若三辰之丽于天，滔滔犹四渎之纪于地，仰之弥高，千里斯应，如乾之运，如日之恒。今当盛世，国泰民宁，振兴中医，金衢亨通。於戏中医，与日月而同明。"

同学们，大家选择中医，选得好，人生的第一个扣子，扣得好，大家一定会不辜负父母亲人的期望，不辜负时代赋予的职责，中医的未来属于你们，中医的光荣也属于你们。

药王故里光明颂

（2015 年 7 月 17 日）

巍巍中华，一画开天。悠悠大道，天地阴阳。《内经》曰："阴阳者，天地之道也"，"人以天地之气生"，"天之在德，地之在气"，"天地清净光明者也。"圣祖药王，集百家之学发明至理，纳千年之智遗教后世。上极天文，下穷地理，中悉人事。布厚德百代万世，撒光明清净天地。德之高，恩之重，岁月久久轮回，年年朝拜；功之大，情之深，生民东西南北，四海敬仰。

尤见铜川耀州，真人故里，党政协力，崇奉民生期盼；转型发展，养生福地，拯黎元于仁寿。城乡一体，古镇新颜，注重文明文化；弘扬传统，开拓创新，济赢劣以获安。孙源四姓，不谋而遐迩自同，勿约而幽明一心。实乃真知卓识，清风正气，百姓福祉。

乙未六月初二，公历二零一五年七月十七，夏日蕃秀，天地气交，万物华实。药王后人张永宁，应天下大顺孝悌为先，满怀深情感念药王；行勤俭克己奉公为上，倾注心血报效家乡。投资近百万，捐灯数千盏。挽丽日药王祠永驻，携皓月朝天咀同辉。

圣祠展新貌，光辉披靓装。门灯若华表两柱，顶天立地，堂堂瑰宝两部《千金》；路灯若葫芦十具，别出一格，只只百药呵护身心。阶梯灯步步向上，吸墙灯金碧辉煌，投光灯一览无余，瓦楞灯画栋雕梁。靓灯光影，药王殿庄严巍峨，恍临天宫；药王像金容不朽，如见真身。圣母殿，松柏青翠，感激感动感恩；药王墓，长廊依依，清心静心定心。省、市、区各级领导，全力支持；城、镇、乡各位长辈热情鼓励，众亲诸友、八方游人交口称赞："好！""好得很！"

《内经》曰："天运当以日光明。"自上古，到如今，天道秉正，人心鉴真。今日中华，天运兴隆，亿万儿女尽欢喜；天地清静，五洲四海放光明。药王故里，展翅腾飞；药王功德，与日月同在；药王精神，乘时代新风，传千秋，育万代。

（欣闻挚友永宁捐资，并率团队设计、施工，为孙塬药王祠修建亮灯工程。在学习原孙源镇邓亚丽书记提供材料基础上，抽笔以记颂）

参考文献

［1］习近平出席皇家墨尔本理工大学中医孔子学院授牌仪式［N］. 光明日报，2010－06－21（08）.

［2］习近平致中国中医科学院成立60周年贺信［N］. 光明日报，2015－12－23（01）.

［3］在文艺工作座谈会上的讲话［N］. 光明日报，2015－10－15（01）.

［4］决胜全面建成小康社会夺取新时代中国特色社会主义伟大胜利［N］. 光明日报，2017－10－28（01）.

［5］在哲学社会科学工作座谈会上的讲话［N］. 光明日报，2016－05－19（01）.

［6］在纪念孔子诞辰2565周年国际学术研讨会暨国际儒学联合会第五届会员大会开幕会上的讲话［N］. 光明日报，2014－09－25（02）.

［7］推进各种文明文化交融互学互鉴从延续民族文化血脉中开拓前进［N］. 光明日报，2014－09－25（01）.

［8］抓住世界经济转型机遇谋求亚太更大发展——在亚太经合组织工商领导人峰会上的主旨演讲［N］. 光明日报，2017－11－11（02）.

［9］习近平在学习贯彻党的十九大精神研讨班开班式上发表重要讲话强调以时不我待只争朝夕的精神投入工作开创新时代中国特色社会主义事业新局面［N］. 光明日报，2018－01－06（01）.

［10］中央民族工作会议暨国务院第六次全国民族团结进步表彰大会在北京举行［N］. 光明日报，2014－09－30（01）.

［11］习近平在河南考察时强调深化改革发挥优势创新思路统筹兼顾确保经济持续健康发展社会和谐稳定［N］. 光明日报，2014－05－11（01）.

［12］中共中央文献研究室. 习近平关于全面建成小康社会论述摘编

［M］．北京：中央文献出版社，2016．

　　［13］习近平在海南省博鳌国宾馆同出席博鳌亚洲论坛 2015 年年会的中外企业家代表座谈．新华社发，2015 － 03 － 29．

　　［14］习近平在贵州调研时强调：看清形势适应趋势发挥优势　善于运用辩证思维谋划发展．新华社发，2015 － 06 － 16．

　　［15］习近平主席在亚太经合组织工商领导人峰会上的主旨演讲（全文）［N］．光明日报，2017 － 11 － 10（01）．

　　［16］习近平在十八届中共中央政治局常委同中外记者见面时强调人民对美好生活的向往就是我们的奋斗目标［N］．光明日报，2012 － 11 － 16（04）．

　　［17］习近平在中国文联十大、中国作协九大开幕式上的讲话．新华社发，2016 － 11 － 30．

　　［18］习近平在巴黎联合国教科文组织总部的演讲．新华社发，2014 － 03 － 28．

　　［19］习近平在山东考察．新华社发，2013 － 11 － 26．

　　［20］习近平在全国卫生与健康大会上强调把人民健康放在优先发展战略地位努力全方位全周期保障人民健康［N］．光明日报，2016 － 08 － 21（01）．

　　［21］在北京大学师生座谈会上的讲话［N］．光明日报，2018 － 05 － 23（02）．

　　［22］习近平在中国文联十大、中国作协九大开幕式上的讲话［N］．光明日报，2016 － 12 － 01（01）．

　　［23］习近平在联合国教科文组织总部的演讲［N］．光明日报，2014 － 03 － 28（02）．

　　［24］习近平：在 2019 年春节团拜会上的讲话．新华社发，2019 － 02 － 03．

　　［25］习近平在参观《复兴之路》展览时强调承前启后继往开来继续朝着中华民族伟大复兴目标奋勇前进［N］．光明日报，2012 － 11 － 30（01）．

　　［26］坚定文化自信，建设社会主义文化强国［M］．求是，2019，（12）：4 － 12．

　　［27］习近平在中共中央政治局第十二次集体学习时强调建设社会主义

文化强国着力提高国家文化软实力［N］．光明日报，2014－01－01（01）．

［28］青年要自觉践行社会主义核心价值观——在北京大学师生座谈会上的讲话［N］．光明日报，2014－05－05（02）．

［29］习近平在广东考察时强调增强改革的系统性整体性协同性做到改革不停顿开放不止步［N］．光明日报，2012－12－12（01）．

［30］习近平在党的群众路线教育实践活动工作会议上的讲话．人民网发，2014－10－08．

［31］中共中央文献研究室．十八大以来重要文献选编［M］．北京：中央文献出版社，2014．

［32］习近平走访西安居民区 持"三阳开泰"剪纸拜年，中国新闻网发，2015－02－16．

［33］习近平在省部级主要领导干部学习贯彻十八届三中全会精神全面深化改革专题研讨班开班式上发表重要讲话强调完善和发展中国特色社会主义制度推进国家治理体系和治理能力现代化［N］．光明日报，2014－02－18（01）．

［34］习近平同美国总统奥巴马在中南海会晤强调要以积水成渊、积土成山的精神推进中美新型大国关系建设［N］．光明日报，2014－11－12（01）．